病診連携

リウマチ
膠原病診療

ポケットマニュアル

中山書店

著者一覧 (五十音順)

- 宇井睦人（うい むつひと）　独立行政法人国立病院機構東京医療センター 総合内科
- 菊地英豪（きくち えいごう）　東京都立多摩総合医療センター リウマチ膠原病科
- 喜瀬高庸（きせ たかやす）　東京都立多摩総合医療センター リウマチ膠原病科
  （東京都保健医療公社 多摩北部医療センター リウマチ膠原病科 兼務）
- 澤木俊興（さわき としおき）　東京都立多摩総合医療センター リウマチ膠原病科
  （東京都保健医療公社 多摩北部医療センター リウマチ膠原病科 兼務）
- 島田浩太（しまだ こうた）　東京都立多摩総合医療センター リウマチ膠原病科
  （東京都保健医療公社 多摩北部医療センター リウマチ膠原病科 兼務）
- 白戸克明（しろと かつあき）　東京都立多摩総合医療センター リウマチ膠原病科
- 杉井章二（すぎい しょうじ）　東京都立多摩総合医療センター リウマチ膠原病科
  （東京都保健医療公社 多摩北部医療センター リウマチ膠原病科 兼務）
- 知念直史（ちねんな おふみ）　東海大学医学部付属病院 内科学系 リウマチ内科
- 永井佳樹（ながい よしき）　東京都立多摩総合医療センター リウマチ膠原病科
- 西川卓治（にしかわ たくじ）　東京都立墨東病院 リウマチ膠原病科
- 布川貴博（ぬのかわ たかひろ）　東京都立多摩総合医療センター リウマチ膠原病科
- 三好雄二（みよし ゆうじ）　東京都立多摩総合医療センター リウマチ膠原病科
- 横川直人（よこがわ なおと）　東京都立多摩総合医療センター リウマチ膠原病科
- 綿貫　聡（わたぬき さとし）　東京都立多摩総合医療センター リウマチ膠原病科

刊行にあたって

　病気 disease とは，その原因，疫学や症候学が明らかでかつ治療もそれなりに確立したものとされている．しかし関節リウマチに代表される膠原病は 1942 年に Klemperer により提唱された疾患概念である．血管炎を伴い間質に病変の主座をもつ全身性で炎症性の多臓器障害性疾患で，それまでの臓器病理学からは考えられないものと定義された．疾病の存在自体は以前より記載があったが，病理学的見地から体系づけられた．その後，免疫学の進歩により病因に自己免疫が関与することがより明確になってきた．膠原病という診断名が存在するわけではなく，疾病の考え方であり，治療も十分確立していない

　この半世紀，リウマチ診療にいろいろな進歩があったことは言うまでもない．自己抗体の研究は免疫沈降法による対応抗原の解析がすすみ，はからずも分子生物学の進歩に寄与した．さらに 1980 年代の抗好中球細胞質抗体（ANCA）の発見は，それまでの自己抗原に臓器や種特異性がないとされてきた常識を覆したもので，高く評価される．ANCA の発見で免疫異常の関与が低いとされていた血管炎症候群の分類がよりわかりやすくなった．

　治療で特筆されるのは，関節リウマチにサイトカインを標的分子とした生物学的製剤が使用できるようになったことである．モノクローナル抗体の発見で，核酸を扱いやすくなったことが背景にある．結果として治療の目標が治癒にまで言及しうるところとなったのはここ 10 年余のことである．

　さて，日本の医療環境をみると，2025 年の本格的な超高齢社会への突入を踏まえ，医療の分野と介護とのかかわり，地域とのかかわりなど連携はさらに重要となる．リウマチ膠原病疾患は非専門職から，特に地域医療においては難しい病態と敬遠されがちであった．しかし実際の診療は専門医でも難渋することが多い．本書が非専門の方々にも，医療連携といった構図を通して診療のノウハウを提供できる可能性は高い．わかりにくいといった先入観を払拭し得る，よき手本の誕生と期待している．

東京都保健医療公社 荏原病院 院長

稲田進一

はじめに

　リウマチ膠原病の患者さんと接し続けていつの間にか15年以上過ぎた．幸運にも新米医師の時代からリウマチ膠原病の患者さんを拝診する機会を得てきたため，専門としない医師・医療スタッフがリウマチ膠原病をどのように捉えているのか，つねに患者さんの担当医として感じてきた．そのなかには，患者さんの診療に支障となりうるものが少なくなかった．それらは以下の要素にまとめられると思う．

(1) 免疫抑制的な治療を受けているため易感染性である．
(2) 長期ステロイド療法により皮膚，消化管，骨といった構造が脆弱である．
(3) 筋骨格病変のため身体機能が低下しており，より濃厚なケアを要する．
(4) 患者さんの愁訴が多岐にわたる．
(5) 治療薬に親しみがない．
(6) 疾患自体がよくわからない．

　これらの要素は以下のように現れる．
　風邪をひいて近くのクリニックを受診したら「うちでは診られない」と門前払いされた，という患者さんの話を聞くことがある…(1)・(5)・(6)．リウマチ膠原病自体の外来診療をお願いする連携先が絶対的に不足している…(4)・(5)・(6)．「まったりした診療科」というイメージが抱かれがちのリウマチ膠原病科であるが，実は緊急入院が多い…(1)・(2)．しかし，いざ入院となると病棟としては(2)，(3)の要素は無視できない．急性期病院の看護スタッフはぎりぎりで多忙である．ましてや(5)，(6)があればなおさらハードルは上がる．一般的には外科的療法が最善とされる病態に陥っても，手術を担当する診療科で保存的加療のメリットが重視されることがある…(1)・(2)・(3)．幸いにして急性期病態が落ち着いても自宅退院が難しい場合も少なくない…(2)・(3)．転院

を検討することになるが，転院先がなかなかみつからない…（2）・（3）・（5）・（6）．

　上記の（1）〜（6）のうち，（1），（2）にはステロイドや免疫抑制薬の用量を必要最小限にする努力をしながら，これらのデメリットを有さない新たな治療の開発を待つしかない．また予防可能な合併症への対策と感染症の早期発見に努める．（3），（4）は，昨今登場した生物学的製剤や適応拡大が図られている免疫抑制薬の活用により，病状のよりよいコントロールと，それが可能となることにより患者さんの不安の軽減が図られていく．

　東京都立多摩総合医療センターリウマチ膠原病科では，院内のスタッフに情報を提供することで（5），（6）を改善する試みとして，2011年1月に科をあげて『リウマチ膠原病3行ノート』という小冊子を作成した．私の傍らにあるインクジェットプリンタとステープラで手作りしてきた冊子は350部に届こうとしている．これらは将来様々な分野で活躍するレジデントの教育や，他科との連携ツールとして活用されはじめている．

　そしてこのたび，このポリシーを地域における医療連携に役立てることはできないだろうかと考えた．そこで上記の院内用冊子を大幅改訂・加筆・書き下ろしも加えて本書を作成した．今後，リウマチ膠原病患者さんの医療連携や総合診療が広く円滑となる一助となれば，当科スタッフ一同このうえない喜びである．

2014年12月

著者を代表して　杉井章二
島田浩太

この本のコンセプト

　リウマチ膠原病臨床自体の実践に関しては，近年すぐれた書籍が多く出版されており，版を重ねるものも少なくないが，本書はそれらとは違った目的で執筆された．それは，リウマチ膠原病を専門とせず地域医療を担っているドクターや医療関係者の方々に，リウマチ膠原病とその患者をより身近に感じていただき，日頃のプライマ

東京都立多摩総合医療センターリウマチ膠原病科通院患者の疾患別内訳

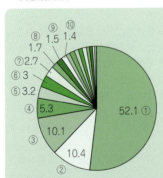

①関節リウマチ（52.1％）
②全身性エリテマトーデス（10.4％）
③シェーグレン症候群（10.1％）
④全身性強皮症（5.3％）
⑤血管炎症候群（3.2％）
⑥リウマチ性多発筋痛症（3％）
⑦多発性筋炎・皮膚筋炎（2.7％）
⑧混合性結合組織病（1.7％）
⑨ベーチェット病（1.5％）
⑩脊椎関節炎（1.4％）

このランキングは東京都立多摩総合医療センターリウマチ膠原病科における疾患ごとの患者数を総患者数で除した集計結果である．一般集団の中でもっと高い有病率を占める疾患（関節リウマチやリウマチ性多発筋痛症，痛風，偽痛風）が，本科のようなリウマチ膠原病の専門外来での集計では過小評価されていると思われる．それらの疾患は，地域の先生方が直接診療にあたっていると推測されるのである．本書では今後の連携の発展を念頭に，当科外来の集計に基づいて，本書で扱う疾患を上位10疾患とした．

（2013年4月1日現在）

リケアや健康管理について，リウマチ膠原病をもたない患者同様の配慮をしていただけるようお手伝いする，というものである．

　リウマチ膠原病がとっつきにくいとされる理由の一つに，稀少な疾患が多く含まれるという点があげられる．図に当科通院患者の疾患別内訳を示した．1人の患者さんが複数のリウマチ膠原病を合併している場合もあり，ここでは疾患の数で示してある．過半数は関節リウマチであり，全身性エリテマトーデス，シェーグレン症候群，……と続く．そして，円グラフの11時から12時のあたりには稀少な疾患がさらに少数ずつ並んでいる（疾患名は省略）が，上位10疾患で実に全体の約91％を占めている．

　そこで，本書ではリウマチ膠原病に分類される疾患を網羅することは目的とせず，特にフォローアップに関連する章では，あえて上位10疾患に絞ることを基本とし，地域医療を担っている医師・医療スタッフへの情報提供と役割分担の提案を試みた．同様のポリシーで，上記10疾患においても低頻度であったり稀であったりする病態については，あえて割愛したものも少なくない．記載のない病態については，「○○病には△△はない」と捉えずに，「○○病には△△は典型的ではない／多くはない」と理解していただきたい．そして，本書の記載に該当しない場合には珍しい病態である可能性もあるので，積極的に専門診療科にご紹介いただきたい．

目 次

はじめに　　iv
この本のコンセプト　　vi

第1章　リウマチ膠原病とは ・・・・・・・・・・・・・・・・・・・・・・1

第2章　診断―リウマチ膠原病科に紹介を考慮する ・・・・・・5
関節痛・関節腫脹　　6
筋痛・筋力低下　　7
発　熱　　8
皮膚症状　　16
末梢神経症状　　17
腰　痛　　18
検査値異常　　18
出しておくとよい検査　　19

第3章　薬物療法 ・・・・・・・・・・・・・・・・・・・・・・・・・・・・・・21
関節リウマチ（RA）　　22
全身性エリテマトーデス（SLE）　　25
シェーグレン症候群（SS）　　26
全身性強皮症（全身性硬化症）（SSc）　　27
血管炎症候群　　27
リウマチ性多発筋痛症（PMR）　　28
多発性筋炎（PM）・皮膚筋炎（DM）　　29
混合性結合組織病（MCTD）　　30
ベーチェット病　　30
脊椎関節炎（SpA）　　30
成人発症スティル病（AOSD）　　31

第4章　手術療法とリハビリテーション ・・・・・・・・・・・33
手術療法（関節リウマチ・膠原病患者に対するリウマチ外科手術）　　34
リウマチ外科手術総論　　34
各関節・部位ごとの外科治療　　37
リハビリテーション　　45

第 5 章　評価—フォローアップの観点からみた疾患活動性を示す所見と評価法・・・・・・・・・・・・・・・49

- 関節リウマチ（RA） 50
- 全身性エリテマトーデス（SLE） 53
- シェーグレン症候群（SS） 53
- 全身性強皮症（全身性硬化症）（SSc） 54
- 血管炎症候群 56
- リウマチ性多発筋痛症（PMR） 56
- 多発性筋炎（PM），皮膚筋炎（DM） 56
- 混合性結合組織病（MCTD） 57
- ベーチェット病 57
- 脊椎関節炎（SpA） 57
- 成人発症スティル病（AOSD） 58

第 6 章　合併症—リウマチ膠原病の患者に新たな症状が出現したとき・・・・・・・・・・・・・・・・・・・・・・・・59

眼症状　60
- ぶどう膜炎 60
- 乾燥性角結膜炎 61
- 上強膜炎 61
- 強膜炎 61
- 前部虚血性視神経症 61
- 眼瞼裂狭小化 62

呼吸器症状　62
- 細菌性肺炎 62
- 間質性肺炎 63
- ニューモシスチス肺炎（PCP，旧名：カリニ肺炎） 64
- サイトメガロウイルス肺炎（CMV 肺炎） 65
- 薬剤性肺炎 65
- 肺高血圧症 66
- びまん性肺胞出血 67
- 気管支喘息 67

腹部症状　68
- 腸炎／腸管血管炎 68
- 膀胱炎〔一般的な膀胱炎（細菌感染症）以外〕 68
- 偽性腸閉塞 68
- 精巣炎 69

中枢神経症状 69
- 意識障害 69
- 血栓性微小血管障害（TMA）/血栓性血小板減少性紫斑病（TTP） 71
- 頭痛＋発熱 71
- 肥厚性硬膜炎 72
- 頭　痛 72
- 痙　攣 73
- 巣症状 73
- 認知機能低下 74

皮膚症状 74
- 帯状疱疹 75
- 下腿潰瘍 75
- リウマトイド結節 75
- レイノー症状・指趾虚血（潰瘍，壊死） 76

大腿骨頭壊死（無腐性骨壊死）による股関節痛 76

第7章　妊娠・授乳 77

妊娠を考える前に 78
- 基本事項 78
- あらかじめ中止しておく必要のある薬剤 78
- 特に注意する疾患・病態 79
- 児に影響しうる母体血中の自己抗体 80

妊娠が判明したら 81
- 治療薬一般 81

授　乳 82

第8章　薬剤の種類と使用法 85

治療薬 86
- ステロイド（糖質コルチコイド） 86
- 免疫抑制薬・免疫抑制性抗リウマチ薬 88
- 生物学的製剤 94
- 経口分子標的薬 102
- 免疫抑制を伴わない抗リウマチ薬 103

その他の治療 107
- 免疫グロブリン大量療法（IVIG） 107
- 血液浄化療法 107

副作用予防薬	108
メトトレキサート副作用予防対策	108
日和見感染対策	109

第 9 章　各種薬剤と抗リウマチ薬・免疫抑制薬との相互作用 ･･････ 113

抗リウマチ薬と併用禁忌または相互作用のある薬剤	114

第 10 章　病診連携の実際 ･･････ 131

病診連携の諸型	132
要時病院受診型	132
キャッチボール型	133
併診型	134
要時診療所受診型	136
病診連携における注意点	137
各処方の医学的な目的を明確に伝える	137
難病の医療費助成制度と診療所	139

第 11 章　検査項目 ･･････ 141

血液検査	142
外来で測定することの多い検査項目	144

第 12 章　疾患概念 ･･････ 149

関節リウマチ（RA）	150
悪性関節リウマチ（MRA）	150
リウマトイド血管炎（RV）	150
脊椎関節炎（SpA）	151
乾癬性関節炎（PsA）	152
反応性関節炎（ReA）	152
強直性脊椎炎（AS）	152
全身性エリテマトーデス（SLE）	152
全身性強皮症（全身性硬化症）（SSc）	153
多発性筋炎（多発筋炎）（PM）	153
皮膚筋炎（DM）	153
混合性結合組織病（MCTD）	153
シェーグレン症候群（SS）	154
血管炎症候群	154
ANCA 関連血管炎（AAV）	154

顕微鏡的多発血管炎（MPA）	154
ウェゲナー肉芽腫症（WG）	155
多発血管炎性肉芽腫症（GPA）	155
チャーグ - ストラウス症候群（CSS）	155
好酸球性多発血管炎性肉芽腫症（EGPA）	155
結節性多発動脈炎（PN）	155
高安病（大動脈炎症候群）	156
側頭動脈炎（巨細胞性動脈炎）（GCA）	156
ベーチェット病	156
ヘノッホ - シェーンライン紫斑病（HSP）	157
IgA 血管炎	157
再発性多発軟骨炎（RP）	157
リウマチ性多発筋痛症（PMR）	157
RS3PE 症候群	158
痛　風	158
偽痛風（ピロリン酸カルシウム結晶沈着症）（CPPD）	158
サルコイドーシス	159
抗リン脂質抗体症候群（APS）	159
リウマチ熱	160
成人発症スティル病（AOSD）	160

第 13 章　リウマチ膠原病診断基準・分類基準 ‥‥ 161

関節リウマチ（RA）	162
全身性エリテマトーデス（SLE）	164
シェーグレン症候群（SS）	165
全身性強皮症（全身性硬化症）（SSc）	166
血管炎症候群	166
リウマチ性多発筋痛症（PMR）	168
多発性筋炎・皮膚筋炎（PM/DM）	170
混合性結合組織病（MCTD）	170
ベーチェット病	172
脊椎関節炎（SpA）	172

おわりに	174
参考文献	175

第 1 章

リウマチ膠原病とは

リウマチ膠原病とは

① 「リウマチ」は，医学辞典によれば「運動器の炎症，変性，代謝異常などに由来する疼痛，こわばり，運動制限を症状の主体とする疾患の総称」とある（『医学大辞典』医学書院，2003）．広く筋骨格系の症状をきたす疾患を指す語である．現在では「リウマチ」は一病名である「関節リウマチ」とほぼ同義の口語として使われることが非常に多いが，厳密には区別して使用されるべきである＊．

② 一方で，臓器別に分類しにくい全身疾患のうち6疾患〔リウマチ熱（☞ p160），関節リウマチ（RA）（☞ p150），全身性エリテマトーデス（SLE）（☞ p152），全身性強皮症（SSc）（☞ p153），多発性筋炎（PM）・皮膚筋炎（DM）（☞ p153），結節性多発動脈炎（PN）（☞ p155）〕を Klemperer がフィブリノイド変性という病理組織学的共通点をもとに「膠原病」と名づけたことが，どの教科書にも記載されている（「古典的膠原病」と言われる）．これらのうち，リウマチ熱は連鎖球菌感染症が原因であることが判明し，先進国では発症率が激減したこともあり，主な膠原病としてリストアップされることは少なくなった．

③ さらに，「自己免疫疾患」という概念がある．Mackay と Burnet は 1961 年の著書の中で，自己免疫疾患の特徴として，自己抗体の存在，高γグロブリン血症，免疫複合体の組織沈着，罹患臓器におけるリンパ球と形質細胞の集簇，ステロイドの治療効果，同一患者における他の自己免疫現象の共存をあげている．

これら3つの側面，すなわち「筋骨格系の症状」，「臓器を限定しない全身疾患」，「自己免疫性の背景病態」がリウマチ膠原病の概念を形成している．加えてこれらの疾患群と類似する臨床像を呈する疾患（例：関節炎をきたす痛風，非感染性の発熱と全身症状をきたす家族性地中海熱など）がリウマチ膠原病科の担当領域に含まれることが多い．

＊たとえば，リウマチ性多発筋痛症という病名には「リウマチ」の語が含まれるが，関節リウマチとは無関係の別の疾患である．

表1　リウマチ膠原病科で扱われる主な疾患

① 関節リウマチ（RA）
② 全身性エリテマトーデス（SLE）
③ シェーグレン Sjögren 症候群（SS）
④ 全身性強皮症（SSc）
⑤ 血管炎症候群〔主に，側頭動脈炎（GCA），結節性多発動脈炎（PN），高安病，顕微鏡的多発血管炎（MPA），好酸球性多発血管炎性肉芽腫症（EGPA），多発血管炎性肉芽腫症（GPA）〕
⑥ リウマチ性多発筋痛症（PMR）
⑦ 炎症性筋疾患〔主に，多発性筋炎（PM）・皮膚筋炎（DM）〕
⑧ 混合性結合組織病（MCTD）
⑨ ベーチェット Behçet 病
⑩ 脊椎関節炎（SpA）〔主に，乾癬性関節炎（PsA），強直性脊椎炎（AS），SAPHO 症候群，炎症性腸疾患関連脊椎関節炎〕

……以上が上位10位

⑪ ピロリン酸カルシウム結晶沈着症（主に偽痛風）（CPPD）
⑫ 抗リン脂質抗体症候群（APS）
⑬ 成人発症スティル Still 病（AOSD）
⑭ 無腐性骨壊死（AN）
⑮ 若年性炎症性関節炎（JIA）
⑯ 痛風
⑰ IgG4 関連疾患
⑱ サルコイドーシス
⑲ RS3PE 症候群
⑳ 再発性多発軟骨炎

（東京都立多摩総合医療センターリウマチ膠原病科，2013年4月1日現在）

リウマチ膠原病科で具体的に扱われている疾患を当科における症例数順に示した（**表1**）．

第 2 章

診 断

リウマチ膠原病科に紹介を考慮する

診断

2 リウマチ膠原病科に紹介を考慮する

関節痛・関節腫脹

　関節痛は,自覚症状のほか,身体所見として関節部に限局した圧痛,他動運動による関節痛として認められる.まず,関節が痛みだけであるのか,あるいは腫脹,熱感,発赤を伴う関節"炎"であるのかを区別する.一方,分布としても,単関節であるのか,あるいは多関節に及ぶのかをみる.また経過についても,急性(おおまかに日の単位),亜急性(週の単位),慢性(月の単位)を区別する(パール1).

> ●パール1　ウイルス性関節炎
> 急性多関節炎　ウイルス感染除外せよ(HBV,パルボウイルス).
> 若年女性の急性の多関節炎では,関節リウマチを想起する前に幼小児との接触歴を聴取し,パルボウイルス関連関節炎の可能性を考える.(Mod Rheumatol 2011;21:24-31)

　主症状が関節症状である場合,関節炎で,多関節罹患であり,亜急性〜慢性の経過であれば,関節リウマチ(☞ p150)をはじめとした"リウマチ膠原病の関節症状"が鑑別診断の上位にあがってくるため,リウマチ膠原病科への紹介を考慮する.

　また急性の単関節炎では,重要なものとして痛風発作や化膿性関節炎(化膿性関節炎は治療を急ぐ疾患である)が考えられ,これらもリウマチ膠原病科への紹介を検討してよい.特に後者(化膿性関節炎)が否定できない場合,特に迅速な対応が求められる(パール2).

> ●パール2　化膿性関節炎のリスク
> 無熱でも　リスクがあれば　化膿性.
> 〔化膿性関節炎のリスク:80歳以上,糖尿病,人工関節,最近の関節注射・関節手術,皮膚感染,化膿性関節炎の既往,HIV感染症,透析患者,重症肝疾患,血友病,担癌状態,低γグロブリン血症,社会経済的地位が低く合併症が多い状況など.(Firestein GS, Budd RC, Gabriel SE et al (eds): Kelley Textbook of Rheumatology, 9th ed. Philadelphia; Elsevier, 2013)〕

　罹患部位に最近の明らかな外傷歴がある場合には,整形外科的対応が優先される.一方,上記の関節"炎"の所見に乏しく,多関節

罹患である場合（特に手指に特徴的なヘバーデン Heberden 結節が見られる場合など）は変形性関節症が第一に考えられるが，変形性関節症と関節リウマチの合併例も珍しくはないので，はっきりしない場合にはリウマチ膠原病科への紹介を考慮してよいだろう[*1]。

他の症状（発熱，皮疹，眼症状，呼吸器症状など）を主症状とする場合でも，随伴症状としての関節症状が診断の手がかりになることもある．この場合，関節に炎症が明らかでない場合もある〔全身性エリテマトーデス（☞ p152）など〕．

筋痛・筋力低下

筋痛は自動運動での疼痛として自覚され，身体所見上は筋の圧痛・把握痛として認められるが，他動運動では再現されない（検者の把持部位が罹患部位ならその筋把握痛はもちろん認められうるが）．

左右対称の筋痛，特に近位筋優位の筋痛では，炎症性筋疾患（多発性筋炎，皮膚筋炎）（☞ p153）やリウマチ性多発筋痛症（☞ p157）が鑑別診断に含まれるため，リウマチ膠原病科への紹介を考慮する．炎症性筋疾患は"炎"のつく病名であるが，活動期にもかかわらず CRP（C 反応性蛋白 C-reactive protein）が基準範囲内であることも経験される．血管炎症候群（☞ p154）においても筋痛は非特異的症状として知られる．敗血症でも広汎な筋痛を訴える場合があり，注意を要する．

一方，炎症性筋疾患では，必ずしも自覚症状として筋痛を呈さず，筋力低下が主症状の場合がある（パール 3）．髪を扱うのに両腕が上がらない・腕が重い，階段が上りづらいと訴えたり，仰臥位で頭部を持ち上げられない，しゃがんだ状態から立ち上がれない，嚥下時にむせる，といった症状として筋症状が現れることがある．もちろん，筋力低下には神経筋疾患が鑑別診断としてあがってくる．

●パール 3　筋炎の筋症状
筋炎は　筋痛よりも　脱力だ．

[*1] 広く筋骨格系に疼痛を訴え，圧痛部位も関節部に限らず広汎に分布する場合がある．関節の腫脹も明らかでない．このような場合には必ずしも主原因が筋骨格系に存在せず疼痛閾値の低下をきたす病態（線維筋痛症など）も鑑別診断に含める必要がある．担当できる診療科は地域・施設のキャパシティや得意分野などによってさまざまである〔麻酔科（ペインクリニック），精神科，心療内科などが主となる場合もある〕．したがってあらかじめ受け入れ可否を確認してからの紹介が混乱を回避する．

発　熱

　リウマチ膠原病に限らず，発熱を主症状とする場合には，随伴症状や経過が重要である．感染症などの，より一般的な鑑別診断に臨床像や経過が合致せず，発熱が遷延する場合，併存する他症状を手がかりに鑑別が進められる．

　ウイルス性疾患は2週間以内の発熱であることが一般的といわれるが，全身性エリテマトーデス（☞ p152）などではウイルス性疾患と鑑別の難しい場合も経験される（パール4）ため，患者の病状を優先し，必ずしも2週間の経過観察を経ずにリウマチ膠原病科への紹介を行ってよい．

●パール4　パルボウイルス感染症とSLE
パルボウイルス感染症は一過性にSLE様の症状を呈することがある．ただし，SLE発症の引き金にもなると言われており，注意深い観察が必要である．（Ann Rheum Dis 2002;61:662-663/J Rheumatol 2010;37:2430-2432）

　発熱の経過中にリウマチ膠原病が疑われたものの，紆余曲折を経て感染性心内膜炎のような細菌感染症が最終診断となることも少なくない．これらの症例の中には，先行する抗菌薬投与のために，紹介先の施設で血液培養が陽性とならず，診断に苦慮する場合がある．

　インフルエンザなど一般的な疾患としては臨床像や経過が典型的ではなく，発熱源が判然としない症例では，抗菌薬投与の前に血液培養（最低2セットが推奨される）が提出されていると，その後の診断に大きな手がかりとなることがある．特にリウマチ性多発筋痛症（☞ p157）や成人発症スティルStill病（☞ p160）など自己抗体が出現しない疾患においては臨床像のみがよりどころとなるため，その診断にはいっそう慎重さが求められる．

発熱の随伴症状と鑑別疾患—リウマチ膠原病を疑う場合

　発熱の主な原因は"感染症"であり，時間経過とともに問題の臓器・解剖は自ずと明らかになるものである[1]．臓器特異的な問診・身体所見を詳細に検討したにもかかわらず問題臓器が特定できない場合には，いわゆる"不明熱"となる．古典的不明熱では，膿瘍・細胞内感染・血管内感染などの特殊な感染症，

腎細胞癌・原発性／転移性肝細胞癌・血液悪性腫瘍などの悪性疾患，抗菌薬・抗痙攣薬などの薬剤熱，そしてリウマチ膠原病を検討することになる．またリウマチ病は関節や靱帯，筋肉など，結合織に症状が現れる疾患の総称であり，患者が発熱と共に関節痛を訴えてきた場合もリウマチ膠原病を疑う[2]．ここでは"発熱"を切り口にリウマチ膠原病を検討する．

●不明熱

不明熱（FUO：fever of unknown origin）は，1961年にPetersdorfとBeesonにより，3週間以上発熱が続き，数回にわたり38.3℃以上となり，1週間の入院精査でも診断がつかないものと定義された．画像診断の進歩により，入院精査から外来診療にシフトしてきたこともあり，古典的不明熱は1991年にDurackとStreetにより3回の外来受診あるいは3日間の入院精査でも原因が不明なものと再定義された．50年前とは不明熱の内容も変わってきており，感染症から悪性腫瘍，そして現代ではリウマチ性疾患が増えてきている[3]．リウマチ性疾患は最終診断の21％を占め，高齢者の不明熱の16～17％が側頭動脈炎（☞p156）である．リウマチ病かもしれないと疑っても"リウマチ病のどの疾患"というところまで具体的に考えないと，鑑別方法が絞れずにいつまでたっても"不明熱"で終わってしまう．

不明熱で考慮するリウマチ性疾患としてcommonな疾患は，リウマチ性多発筋痛症（PMR：polymyalgia rheumatica）（☞p157）・側頭動脈炎・成人発症スティル病（AOSD：adult-onset Still's disease）（☞p160），uncommonな疾患は結節性多発動脈炎（☞p155）・高齢発症関節リウマチ（RA：rheumatoid arthritis）・高安病（☞p156）である．そのほかには，全身性エリテマトーデス（SLE：systemic lupus erythematosus）（☞p152）・ANCA関連血管炎（☞p154）・ベーチェット病（☞p156）・サルコイドーシス（☞p159）・菊池病[*2]が稀にある[4]．PMRでは，高齢者に2～3か月かけて後頭部から肩甲部，腰部にかけて筋痛が出現し，そのうちに微熱が出はじめ，夜は寝返りをすることもできな

くなった．診察では，肩関節周囲炎・滑液包炎のために肩の挙上ができず，下肢に浮腫，採血ではALPの上昇，ESR 100 mm/時以上がある．プレドニゾロン10～15 mg/日の投与のみで少なくとも1週間以内に顕著に改善して，「先生，よくなりました!!」と喜んで再診にくるのが典型的な経過である[5]（パール5）．

●パール5 リウマチ性多発筋痛症に対するステロイドの効果
除外診断 できれば10 mg hug and kiss.
〔感染症等の除外（☞p8）を経てリウマチ性多発筋痛症と診断され，プレドニゾロン10～15 mgが開始されると，あまりの劇的な効果発現に，患者さんは担当医に抱きつきたくなるほどうれしく思う，の意．〕

ALP上昇のために胆道系疾患の精査目的で紹介されるPMR症例もある．少量ステロイドで改善に乏しい場合には，側頭動脈炎（☞p156）の合併，高齢発症RA，crowned-dens syndrome（☞p159脚注），腫瘍随伴症候群[*3]がピットフォールである．初診時から小関節炎がある場合には，PMRだと思っても高齢発症RAの可能性を予見しておくことが大切である．さらに，「食事中に顎が疲れてこないか？」「せんべいや硬いものを食べるのが不自由ではないか？」と訊いておく．この顎跛行は特異度の高い側頭動脈炎の症状であり，陽性の場合には側頭動脈生検を検討する必要がある[6]．

不明熱診療で血清フェリチン値が著明な高値（>3,000 ng/mL，時に10,000 ng/mL以上）の場合はAOSD・悪性リンパ

---

*2 菊池病：頸部リンパ節腫脹と発熱を主症状とした原因不明の良性疾患．若年女性に多いとされるが，80歳までの報告がある．悪性リンパ腫や結核性リンパ節炎をはじめとする感染症を鑑別しなければならない．これらの鑑別も含めて確定診断にはリンパ節生検が必要である．多くは自然寛解するが再発例もあり，またSLEへの進展が示唆された報告もある．

*3 腫瘍随伴症候群：悪性腫瘍に随伴する症状として神経症状や皮膚症状などがよく知られているが，リウマチ性症状にも注意しなければならない．多発性筋炎・皮膚筋炎（☞p153）においては悪性腫瘍の存在を疑って診療に臨む必要がある．また悪性腫瘍患者ではリウマチ性多発筋痛症（☞p157）やRS3PE症候群（☞p158）に類似した症状を認めることがある．急激な体重減少を伴ったり，想定されるリウマチ性疾患として症状や治療経過が典型的でない場合は，悪性腫瘍の存在を疑い精査が必要なことがある．

腫・血球貪食症候群*4 を考える[7]．

SLE や血管炎症候群（☞ p154）は非特異的な症状・所見の組み合わせによって high-yield な臨床症候群に作り替えて診断できるリウマチ膠原病である．SLE の 11 項目の分類基準（☞ p165 **表28**）のうち，最初の 9 項目は初診外来で判断がつく．9 項目中，2 項目を満たすことがなければ，抗核抗体や抗 ds-DNA 抗体などの特異抗体を提出する意味はない（パール 6）．

● パール 6　SLE
自己抗体よりも血算尿検査．

血管炎症候群は，血管壁への炎症細胞浸潤と壊死所見があることが共通点である．血管炎を疑った場合には，小血管・中血管・大血管で各臓器の症状・所見を区別して全身をくまなく診察する（**表 2, 3**）．皮疹・腎機能障害・神経障害の合併が血管炎を疑う糸口ともなる．また，高齢者の中耳炎を診察した際には小血管を障害する血管炎を疑う．精巣痛がある場合には結節性多発動脈炎を疑うのもポイントである（☞ p156 表 26）．確定診断は "tissue is the issue" である．生検が可能な病変を侵襲の少ない皮膚で徹底的に探すべきである．不幸にも皮疹がなければ，筋・神経・腎臓を生検することになる（☞ p167 パール 25）．

● 関節炎

発熱を伴った急性発症の単関節炎は，化膿性関節炎と結晶誘発性関節炎を疑う*5．単関節炎では関節穿刺が最も重要で不可欠な検査である[8]．関節液中の白血球が 50,000/μL 以上で多核白血球が 90% 以上の場合は化膿性関節炎と考える[9]．化膿性関節炎での関節液のグラム染色では 50〜60% しか細菌が検出できず，培養検査で 90% 以上の検出率となる．

---

* 4　血球貪食症候群：感染症や血液腫瘍，膠原病など（当科では特に SLE や成人発症スティル病）の患者に，発熱・血球減少（白血球減少，貧血，血小板減少）などをきたし，骨髄などで赤血球が貪食されている所見が観察される重症病態．血清フェリチン値が異常高値を示すことが多い．
* 5　発熱を伴わないこともある（☞ p6 パール 2）．

痛風発作（☞p158）では発熱を伴うことは少なく，偽痛風（☞p158）では38℃以上の発熱を伴うことが多い．特に高齢者が他疾患で入院治療となった場合に，偽痛風を合併することが多い．疼痛を訴えないこともあるために，布団を剥がして全身の関節診察をしないと，不明熱として扱われてしまう．偽痛風が疑われる際には，両手関節・骨盤正面・両膝関節の単純X線を撮影し，三角靭帯・恥骨結合・寛骨臼・膝関節裂隙に石灰化病変の有無を確認する．

関節液に結晶が確認されたとしても，化膿性関節炎の除外とはならないので，単関節炎を診察する際には，つねに化膿性関節炎の可能性を安易に除外するべきではない（パール7）．

●パール7 化膿性関節炎と関節液中の結晶
結晶が 見えても感染 見落とさない．
急性の単関節炎では，そうでないとわかるまでは化膿性関節炎を否定できない．仮に結晶が見えても，臨床的に化膿性関節炎を強く疑っているなら注意が必要である．結晶が同定された関節液の1.5〜5%程度で関節液培養が陽性になったとの報告がある．（J Emerg Med 2007;32:23/J Rheumatol 2012;39:157）

発熱と多関節炎を呈する疾患は数多くあるが，4つに分類すると整理しやすい[10]（**表4**）．関節リウマチでは38℃以上の発熱を呈するのは1%以下であり，高熱を合併したときは化膿性関節炎の合併を考えるべきである．40℃以上の発熱を伴った場合には，SLE・成人発症スティル病・化膿性関節炎を考えるべきである．多関節炎の発症様式も大切であり，1つの関節炎から次の関節炎が発症して，数日で前の関節炎が軽快する場合には，"移動性"関節炎である．リウマチ熱（☞p160）・播種性淋菌感染症・髄膜炎菌血症・急性白血病・SLEを疑う．

●結語
鑑別診断の鉄則は「ひづめの音を聞いたら，シマウマではなく，馬を考えよ」である．しかし，本論に込めたメッセージは「馬と同様にシマウマも考えよ」ということである．不明熱や関節炎を伴った発熱は，リウマチ膠原病というシマウマが群れで生息している領域なのである．

表2 血管サイズの分類

小血管	中血管	大血管
小・細動脈で主に組織内臓器内の血管 ※腎臓では糸球体血管	大動脈からの分岐（右記以外） ※冠動脈など，腎臓では弓状動脈を含む腎動脈	大動脈およびその分枝 ※腕頭動脈・鎖骨下動脈・総頸動脈・腸骨動脈・肺動脈

〔Firestein GS et al（eds）：Kelley's Textbook of Rheumatology, 9th ed. pp1453-1460, 2013 を基に作成〕

表3 血管サイズでの臨床症状の分類

	小血管	中血管	大血管
頭頸部	ぶどう膜炎・強膜炎 副鼻腔炎・中耳炎 難聴・耳鳴	網膜出血	虚血性視神経炎
皮膚	紫斑・爪下出血 水疱・蕁麻疹	皮下結節・指尖潰瘍 網状皮斑	なし
腎臓	糸球体腎炎	高血圧	高血圧・腎梗塞
神経	肥厚性硬膜炎 脳出血・脳梗塞 多発ニューロパチー	脳出血・脳梗塞 多発単神経炎	めまい・立ちくらみ 失神・TIA*・脳梗塞
心血管	心膜炎	心筋梗塞・小動脈瘤	脈欠損・血管雑音 血圧左右差 大動脈瘤・大動脈解離
肺	肺胞出血・胸膜炎 肺線維症	なし	肺動脈瘤
消化管	疼痛・消化管出血	疼痛・消化管出血・消化管潰瘍 腹部アンギーナ・消化管穿孔	腹部アンギーナ
筋肉	筋痛	筋痛	間欠性跛行
共通症状	発熱・倦怠感・体重減少・関節痛・関節炎		

＊TIA：一過性脳虚血発作
〔Firestein GS et al（eds）：Kelley's Textbook of Rheumatology, 9th ed. pp1453-1460, 2013 を基に作成〕

表4 発熱と多関節炎の鑑別診断

カテゴリー	疾患
1. 感染性関節炎	感染性心内膜炎 播種性淋菌感染症 化膿性関節炎* ライム病 風疹 パルボウイルス B19 感染症 HIV 感染症など
2. 脊椎関節炎	反応性関節炎 ・細菌性腸炎後 ・クラミジア感染症後 ・A群溶連菌感染後のリウマチ熱 炎症性腸疾患に伴う関節炎など
3. リウマチ病	関節リウマチ 成人発症スティル病 血管炎症候群 SLE
4. 結晶誘発性関節炎	痛風 偽痛風
その他	家族性地中海熱 サルコイドーシス 悪性腫瘍 粘膜皮膚病変を伴うもの ・皮膚筋炎 ・ベーチェット病 ・川崎病 ・結節性紅斑 など

*多くは単関節炎であるが，多関節炎で来院することもある．

(文献10より作成)

文献

1) 青木 眞：レジデントのための感染症診療マニュアル第2版. 医学書院, pp1〜6, 2008
   感染症診療の原則は発熱へのアプローチを学ぶに際して必読.

2) 上野征夫：リウマチ病診療ビジュアルテキスト第2版. 医学書院, pp2〜3, 2007
   『ハリソン内科学』などの成書と同レベルでリウマチ膠原病を勉強できる良書.

3) Mourad G et al: A comprehensive evidence-based approach to fever of unknown origin. Arch Intern Med, 163: 545, 2003
   FUO に対して骨格となる診断アルゴリズムが検討されている.

4) Cunha BA: Fever of unknown origin, Clinical syndromes, in Clinical Infectious Disease, pp3-8, Cambridge University Press, 2008
   Cunha 先生の FUO の記載は網羅的であるが clinical pearl が多く臨床に直結する.

5) Salvarani C et al: Polymyalgia rheumatic and giant cell arteritis. N Engl J Med, 347: 261, 2002
   2012 年の PMR 分類基準前の文献だが, 病態生理・滑液包炎まで含めたすぐれた総論.
   N Engl J Med はファイザープロに登録すると無料で閲覧することができる（2013 年 7 月時点）. http://pfizerpro.jp/cs/sv/pfizerpro/n/Page/1254401314997

6) Gerald W et al: Does this patient have temporal arteritis? JAMA, 287:92, 2002
   JAMA のこのシリーズは日本語版も書籍として販売されている.

7) 野口善令ほか：不明熱の診断学. 文光堂, pp195〜235, 2012
   初学者にもわかりやすい不明熱診療を網羅的に扱った教科書.

8) Cardone DA et al: Joint and soft tissue injection. Am Fam Physician, 66: 283, 2002
   Am Fam Physician の HP より無料閲覧できる. 関節穿刺のシリーズが肩・肘・手・股・膝・足に分けて紹介されており非常に有用な情報源.
   http://www.aafp.org/afp/2002/0715/p283.html（2013 年 7 月 30 日最終アクセス）

9) Diane LH et al: Approach to septic arthritis. Am Fam Physician, 84: 653, 2011
   AAFP の HP より無料閲覧可能.
   http://www.aafp.org/afp/2011/0915/p653.html（2013 年 7 月 30 日最終アクセス）

10) Pinals RS: Polyarthritis and fever. N Engl J Med, 345: 1748, 2001
    古い文献であるが多関節炎へのアプローチ, clinical pearl が多彩で非常に有用.

皮膚症状

顔面の紅斑では全身性エリテマトーデス（☞ p152）や皮膚筋炎（☞ p153）が鑑別診断となる．特に全身性エリテマトーデスでは頬と鼻の間の鼻唇溝には皮疹が生じないことが特徴とされる．全身性エリテマトーデスや皮膚筋炎の皮疹は必ずしも顔面に限らず，四肢，体幹にも生じうる．全身性エリテマトーデスでは寒冷時に皮疹を生じやすい．皮膚筋炎では上前胸部（**V 字徴候**）や後項部（**ショール徴候**）といった露光部の紅斑，関節伸側（肘，膝，手指）の物理的刺激を受けやすい部分の角化性紅斑（**ゴットロン Gottron 徴候**），手指側面の手荒れ様皮膚変化である**メカニクスハンド**（「機械工の手」の意）がみられる．成人発症スティル Still 病（☞ p160）では，淡紅色の皮疹（**サーモンピンク疹**）を発熱時のみ四肢体幹に認めるのが典型的である．IgA 血管炎（ヘノッホ-シェーンライン Henoch-Schönlein 紫斑病）などの血管炎症候群では，血管炎に起因する小血管破綻を反映した**紫斑**が下腿に好発するほか，ベーチェット Behçet 病（☞ p156）やサルコイドーシス（☞ p159）の一症状となる**結節性紅斑**[*6]も下腿によくみられる．**レイノー Raynaud 症状**も膠原病を鑑別にあげる皮膚症状である．全身性強皮症（☞ p153），混合性結合組織病（☞ p153），多発性筋炎・皮膚筋炎（☞ p153），全身性エリテマトーデス（☞ p152）でしばしばみられる．特にレイノー症状がない場合，前 2 者の可能性は大きく減少する．**手指のソーセージ様腫脹**が全身性強皮症や混合性結合組織病で認められることがあり，診断に寄与する．手指，顔面，症例によっては肘・膝より近位まで分布する**皮膚硬化**は，全身性強皮症を強く疑う所見である．一見したところ関節リウマチを疑うような多関節炎の患者でリウマトイド因子や抗 CCP 抗体が陰性である場合，乾癬性関節炎（脊椎関節炎の一つ）（☞ p152）が鑑別にあがってくる．頭皮から足の先まで，**乾癬**を疑う皮疹を探すことも重要である（パール 9）．本人は骨関節症状と関連があるとは思っていないことがほとんどであり，あえて尋ねないと聞き出せない．

---

*6 結節性紅斑：圧痛を伴う弾性硬で直径 1 ～ 5 cm の紅斑性皮下結節．潰瘍形成は伴わない．原因となる主なリウマチ性疾患としてベーチェット病，サルコイドーシスがあげられるほか，溶連菌感染症，結核，炎症性腸疾患（潰瘍性大腸炎，クローン病），悪性腫瘍などでも出現することがある．

●パール8　爪の生え際をチェック

強皮症　爪床診察　忘れるな.

爪郭 nail fold の毛細血管異常（拡張，途絶，脱落など）を認めた場合は強皮症をはじめ，皮膚筋炎，MCTD，SLE といった肺高血圧をきたしうる膠原病を基礎疾患としてもつことが多い.

皮膚筋炎患者でみられた爪上皮出血点（毛細血管拡張に由来）. 本症例では爪囲紅斑もみられる.（国立病院機構相模原病院 當間重人先生のご厚意による）

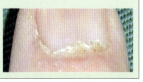

●パール9　乾癬性関節炎

DIP　腫れたら爪を　みてみよう.

DIP 関節の腫脹をみた場合，爪の点状陥凹 nail pitting や oil-drip nail といわれる色調変化をきっかけに肘，頭皮，臍周囲などの皮疹に気づき乾癬性関節炎の診断に至ることがある.

乾癬の皮疹〔50 歳男性（左），67 歳女性（右）. いずれも下腿〕（国立病院機構相模原病院 當間重人先生のご厚意による）

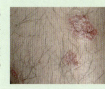 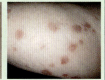

末梢神経症状

しびれを主訴とする患者に対して"リウマチ"を疑われて紹介されてくることがある. わかりやすさを優先してあえて言い切れば，（末梢神経症状としての）しびれのみを訴える場合，少なくとも関節リウマチは鑑別診断にあがらない.

●パール10　関節リウマチにおけるしびれ

関節リウマチ患者がしびれたら，頸椎，血管炎，肘関節破壊に伴う尺骨神経麻痺，手根管症候群による正中神経麻痺.

リウマチ膠原病疾患において，末梢神経症状をきたすのは以下の 3 つに大きく分けられる.

まず第 1 に，神経を栄養している血管に炎症（血管炎）が生じ，その末梢が虚血に陥ることで末梢神経症状が出てくる場合である. 血管炎症候群〔結節性多発動脈炎，顕微鏡的多発血管炎，多発血管炎性肉芽腫症（旧名：ウェゲナー Wegener 肉芽腫症），好酸球

性多発血管炎性肉芽腫症（旧名：チャーグ - ストラウス Churg-Strauss 症候群）など）（☞ p154〜157）の一症状として生じる. 感覚障害も運動障害も生じうるもので, 不可逆的病態を最小限にするべく治療が急がれる. 関節リウマチにも血管炎が伴うことがあり（リウマトイド血管炎）（☞ p150）, この機序により末梢神経症状をきたすことが経験される.

第2に, 何らかの免疫機序が想定される末梢神経障害である. シェーグレン Sjögren 症候群（☞ p154）や全身性エリテマトーデス（☞ p152）, 混合性結合組織病（☞ p153）で生じることがある.

第3には, 関節の腫脹・変形に伴い近傍を走行する末梢神経にもたらされた機械的な障害であり, 手関節の腫脹した関節リウマチ（☞ p150）患者にみられる手根管症候群などがこの例となる.

腰 痛

原則として関節リウマチそのもので腰痛をきたすことはないと考える. 関節リウマチ患者で腰痛をきたした場合には, 骨粗鬆症による椎体圧迫骨折や一般的な腰痛の鑑別診断が考慮される. ただし, 発熱源のはっきりしない発熱に腰痛が伴っている場合には, 化膿性脊椎炎/椎間板炎など感染症が鑑別にあがる.

多関節炎に腰痛を伴い, かつその腰痛が運動によりむしろ改善する場合には, 脊椎関節炎（強直性脊椎炎, 乾癬性関節炎, 反応性関節炎, 炎症性腸疾患に伴う関節炎）が鑑別の上位にあがってくる（☞ p151「脊椎関節炎」）.

検査値異常

・リウマトイド因子陽性（☞ p142）

しばしばリウマチ膠原病科に紹介されるのが, 無症状のリウマトイド因子陽性患者である. 関節症状なく検査所見のみで関節リウマチが診断されることはないので, 無症状の人が人間ドックなどでリウマトイド因子の検査を受けることには意義はほとんどない. シェーグレン症候群（☞ p154）の患者でも陽性となる症例は多いが, これも本来は乾燥症状の自覚をきっかけに精査がなされるべきものである. リウマトイド因子陽性は健常人の5％内外に認められ, その陽性率は加齢とともに上昇するが, 慢性肝疾患, 結核, 特発性間質性肺炎（☞ p63）の症例に陽性となることがあり, 念頭に置くとよい.

・抗核抗体陽性

抗核抗体についても,それが陽性となる疾患が疑われた際に測定されるのが本来の用い方であろう.患者自身が自覚症状なく,皮膚(皮疹,皮膚硬化,レイノー症状,浮腫)・関節・筋・胸腹部・神経・乾燥の諸症状を認めない抗核抗体陽性者の場合でも,血球異常,尿所見異常があれば,特異抗体(抗Sm抗体,抗ds-DNA抗体,梅毒血清反応偽陽性,抗カルジオリピン抗体,ループスアンチコアグラントのいずれか)を伴った場合に全身性エリテマトーデスに分類される可能性があり,調べておいてよいであろう.

> ● パール11 SLEの血球減少ではリンパ球数にも注意
> 若年女性で関節痛を訴えた際,基準値内でも白血球数や血小板数が低値の場合や,分画からリンパ球数を自分で計算して1,500/μL未満である場合はSLEも鑑別に入れたい.

・MMP-3陽性

MMP-3は関節リウマチ(☞p150)でその活動性とともに値上昇が経験されるが,診断的価値については確立されていない.あくまで臨床症状に沿った鑑別診断がなされるべきである.

・"肝障害"

トランスアミナーゼ〔AST(GOT),ALT(GPT)〕やLDHは肝細胞障害を評価するのに広く用いられているが,これらは筋原性酵素でもあり,肝細胞障害がまったくない炎症性筋疾患(☞p153)患者においても高度高値が認められることがある."肝障害"をみたら,一度は筋原性酵素としてより筋特異性の高いCPKを測定しておくと,筋疾患の見逃しを回避することができるであろう.また,ALP高値はリウマチ性多発筋痛症(☞p157)でみられることがある(☞p10).

出しておくとよい検査

・自己抗体

抗CCP抗体や抗核抗体をはじめとした自己抗体検査は,ある程度の規模の医療機関でも外注検査としていることが多く,その場合は結果判明に数日を要する.患者をリウマチ膠原病科に紹介した後に自己抗体検査結果が判明した場合には,検査結果伝票のコピーを送ることで,紹介先での診断がより速やかになる場合がある.

・リウマトイド因子は定量で

2010年に米欧のリウマチ学会は共同で関節リウマチの新しい分

類基準を作成した（☞ p163）．これによると，リウマトイド因子（☞ p142）や抗 CCP 抗体（☞ p142）はその力価により分類のための点数が異なることになった．したがって，これらの検査は定性ではなく定量検査で提出されると検査結果がより有用となる．

・**各種培養（特に血液培養）**

発熱の項にも記したが（☞ p8），先行する経口抗菌薬投与のためにその後の細菌培養検査が困難を伴うことがしばしば経験される．抗菌薬は経口であっても（点滴）静注であっても，その投与前に培養検体の採取を考慮するのがよい．特に，インフルエンザなど一般的な疾患としては臨床像や経過が典型的ではなく，発熱源が判然としない症例では，抗菌薬投与の前に血液培養検体の採取と提出が切に望まれる．培養検査の結果判明には数日を要するため，紹介後に判明した培養結果は紹介先のリウマチ膠原病科に速やかに伝えるのが望ましい．紹介先での診断が早まり，より早い治療介入につながる．

第 3 章

薬物療法

3 薬物療法

　リウマチ膠原病のうち，関節リウマチは人口の 0.5 〜 1％を占め，common disease といってもよい頻度であり，地域の診療所・医院で加療されることも少なくない（☞ p132）．一方，他の疾患はその 1/5 未満と稀であり，治療は経験を有する専門機関で行われることが多い．

　ここでは，専門機関でリウマチ膠原病の治療を受けている患者が common problems で地域の診療所・医院を受診する場合，また，原病の活動性がみられず維持療法を地域の診療所・医院で続ける場合を想定して，薬物療法の概要を示すにとどめる．薬剤各論については，各薬剤の項目（8 章）を参照されたい．

関節リウマチ（RA）
（概念☞ p150，評価☞ p50，診断☞ p162）

- 関節リウマチの薬物療法は全身投与薬剤が鎮痛薬，ステロイド，抗リウマチ薬[*1]の 3 つに，加えて外用，局所注射に大まかに分けられる．抗リウマチ薬はメトトレキサートなどの古典的抗リウマチ薬とインフリキシマブ，エタネルセプト以降の生物学的製剤に二分される．

(1) 鎮痛薬
- 鎮痛は，アセトアミノフェン，非ステロイド性消炎薬（NSAID）が担う．関節リウマチにおいてはこれらは純粋に"対症療法"であり，痛みがない，自制内である，日常生活に支障をきたしていない場合には，速やかに減量中止されるべきである．
- 漫然とした長期継続は，消化性潰瘍や腎機能低下をきたし有害であることも多い．患者にも薬剤の目的をわかりやすく伝えたうえで，最小限にとどめる努力が必要である．

[*1] さらに生物学的製剤を第 4 の分類とする方法もあるが，ここではその目的から抗リウマチ薬として一括して扱う．

- アセトアミノフェンや COX2 阻害薬を除いて，使用時には，ミソプロストールやプロトンポンプ阻害薬の併用が望ましい.
- 最近では，NSAID の薬効の限界と長期有害事象を考慮して，オピオイド系薬剤の非癌性疼痛への使用も保険適用となっている．外科的療法や装具療法で改善困難な機械的疼痛が強い患者には選択肢となりうる．

(2) ステロイド

- 糖質コルチコイド（ステロイド）は 1949 年に関節リウマチに臨床応用されて以来長きにわたって用いられている（☞ p86）.
- 関節リウマチにおいては，関節の炎症に起因するこわばり，腫脹，疼痛を緩和する作用を有する．骨破壊抑制効果を伝える報告もあるが，長期における副作用が必発であり，後述する抗リウマチ薬の進歩に伴い，関節リウマチの治療の中心的役割はすでに終えている．
- 程度の差こそあれ，抗炎症作用がほぼすべての患者に得られること，また比較的速やかに（内服 1〜2 日以内に）自覚症状の改善を含む効果が得られること，短期的臓器毒性が少ないこと，薬物間相互作用が少ないことから，現在でも多くの患者に用いられている．
- 関節リウマチにおいては，短期的には抗炎症作用のため 10〜20 mg（プレドニゾロン換算）の中等量までの増量がやむをえず行われることがあるが，維持療法としての継続はできるだけ回避し，漸減中止を目指したい．
- 抗リウマチ薬の効果発現までの間の橋渡しとして用いられる場合もある．抗リウマチ薬の効果が期待される頃には減量・中止を行う．

●パール 12　朝の痛みの軽減法
朝痛い患者は，夕食後の痛み止めという方法もあるが，朝のステロイドの一部を夕方に移動するだけで，新規の薬剤追加や増量をせずに疼痛をコントロールできることがある．

(3) 抗リウマチ薬

- 抗リウマチ薬は，関節リウマチの関節炎そのものを抑えることによって，関節炎に起因するこわばり，腫脹，疼痛はもちろん，

関節破壊（骨・軟骨破壊）を抑制する作用を期待する薬剤である．
- 鎮痛薬，ステロイドと異なり，各薬剤にそれぞれ一定の割合で無効症例がみられる．これは最近の生物学的製剤においても完全には解決されていない問題である．

(a) 古典的抗リウマチ薬

- 1970年頃から臨床応用されている古典的抗リウマチ薬は，一部の患者にのみ有効であり，その作用は遅効性であった．
- 古典的抗リウマチ薬の中でも，メトトレキサート（☞p88）はそれまでの抗リウマチ薬に比して奏効率・継続率ともに優れており，国際的な標準薬となっている．その他の主な古典的抗リウマチ薬には金チオリンゴ酸ナトリウム（☞p104），ブシラミン（☞p103），サラゾスルファピリジン（スルファサラジン）（☞p103），レフルノミド（☞p94），タクロリムス[*2]（☞p92）が代表的である．
- 古典的抗リウマチ薬それぞれに特有の臓器障害が生じうるため，注意が必要である（☞p88～94，102～107）．
- 上記とは別に，経口免疫抑制薬[*2]〔アザチオプリン（☞p90），シクロホスファミド（☞p89），シクロスポリン（☞p91）〕が抗リウマチ作用を期待されて用いられることがある（保険適用外）．

(b) 生物学的製剤[*3]（☞p94）

- 新しい抗リウマチ薬として，1998年からわが国でも生物学的製剤が使用可能となった．その効果は関節炎の鎮静化から関節破壊抑制まで，古典的抗リウマチ薬と比べて飛躍的な進歩がみられている．
- 2014年5月現在，関節リウマチに対してわが国で使用可能なものは，インフリキシマブ[*4a]（☞p96），トシリズマブ[*4a, *4b]（☞p98），アバタセプト[*4a, *4b]（☞p99），ゴリムマブ[*4c]（☞p100），エタネルセプト[*4b]（☞p97），アダリムマブ[*4b]（☞p98），セルトリズマブ ペゴル[*4b]（☞p101）の7種である．

[*2] タクロリムスはシクロスポリンと同系統の免疫抑制薬であるが，わが国では関節リウマチの保険適用を取得しているため，便宜上古典的抗リウマチ薬に分類した．

[*3] 生物学的製剤と同様に特定の分子を標的としたトファシチニブ（☞p102）は経口低分子薬であり既存の生物学的製剤と一線を画するが，ここでは本項に含めた．

[*4] a：点滴静注製剤，b：自己注射が承認されている皮下注製剤，c：皮下注製剤

またこれらと同等の効果が期待できる経口低分子薬〔トファシチニブ（☞ p102）〕が登場したが，有害事象にも生物学的製剤と同等以上の注意が必要と考えられており，今後の経験の蓄積が待たれる．
- 投与時の過敏反応，長期的には易感染性・日和見感染に注意が必要である．投与前の潜在性結核のスクリーニングは必須であり，スクリーニングにはツベルクリン反応，結核菌特異蛋白刺激性遊離インターフェロン-γ測定（クォンティフェロン®/Tスポット®），胸部X線，胸部CTが用いられる．

(4) 外用

- 各種湿布薬やNSAID外用剤，ステロイド系のファルネシル酸プレドニゾロン外用が用いられる．あくまで対症療法であるため，継続使用を希望する患者には，より根本的な解決法を模索したい．後者は浅い部位の小関節症状や腱鞘炎に奏効する場合が経験される．

● パール13　就寝前の外用
寝る前にいつも痛くなる部分に外用剤を貼ったり塗ったりしておくと，翌日朝は楽になることがある．

(5) 局所注射

- 関節リウマチによる関節炎や腱鞘炎に対しては，ステロイドの関節内・腱鞘内注入が行われる．速やかに鎮痛効果の得られる局所麻酔薬は，速やかな効果をねらって，あるいは関節腔内に行き渡らせるための容量増加の目的を兼ねてステロイドと混じて注射されることがある．関節炎は鎮静化を得ているが軟骨破壊などにより機械的疼痛が残存する肩甲上腕関節，膝関節には，変形性関節症に準じてヒアルロン酸製剤の関節内注射が行われることがある．

全身性エリテマトーデス（SLE）
（概念☞ p152，評価☞ p53，診断☞ p164）

関節リウマチと異なり，いまだにステロイドが治療の中心的薬剤である．このほか，各種免疫抑制薬が併用される（一部に合併する肺高血圧症については p66 参照）．

(1) ステロイド（☞p86）
- 全身性エリテマトーデスに起因するほぼすべての病態に対して用いられる.
- 中枢神経,腎といった重要臓器病変や重症病態にはステロイドパルス療法を含む大量ステロイド療法（プレドニゾロン換算1 mg/kg体重程度）が用いられる.
- そのほか,症状,所見,治療反応性に応じて中等量,少量を使い分ける.
- 長期的にはプレドニゾロン換算で15 mg以下程度で維持される.ステロイドの長期的副作用を考慮して,免疫抑制薬を併用したうえでさらなる減量を目指す.漸減中止が可能な症例もある.

(2) 免疫抑制薬
- 長らく保険適用外であったが,ステロイドのみではコントロールが難しい状態,ステロイドの減量が困難な症例に対しては用いられてきた.
- 中枢神経ループスやループス腎炎のそれぞれ一部の症例には積極的に用いられる.
- タクロリムス（☞p92）,ミゾリビン（☞p93）がループス腎炎,シクロスポリン（☞p91）がネフローゼ症候群で保険適用となっている.
- また,治療抵抗性のリウマチ性疾患として,シクロホスファミド（☞p89）とアザチオプリン（☞p90）が全身性エリテマトーデスに対しても保険適用となっている.

シェーグレン症候群（SS）
（概念☞p154,評価☞p53,診断☞p165）
- 口腔乾燥については,セビメリンやピロカルピンの内服が用いられる.試用してよい感触が得られれば,人工唾液のスプレーが用いられることもある.
- 眼乾燥に対する薬物療法としては,ヒアルロン酸,コンドロイチン,ジクアホソルNa,レバミピドなどの点眼が用いられる.
- そのほか関節痛などに対しては,アセトアミノフェン,NSAIDなどによる対症療法を行う.

全身性強皮症（全身性硬化症）(SSc)
(概念☞ p153，評価☞ p54，診断☞ p166)

- 膠原病のなかで，ステロイドの効果が非常に限定されている難治性疾患である．
- ステロイド以外に効果が期待される治療薬も乏しい．
- ただし，主症状である皮膚硬化については，病態の軽重に個人差が大きく，大半の患者は軽度の手指～手部の皮膚硬化にとどまり，経過とともに軽快する症例も多い．
- レイノー症状・指趾虚血（☞ p76），間質性肺炎（☞ p63），肺高血圧症（☞ p66），偽性腸閉塞（☞ p68）については各症の項目参照．

(1) ステロイド (☞ p86)
- 発症早期の手指の浮腫様硬化の時期にのみ中等量で用いられることがある．完成した皮膚硬化には無効である．
- 合併した間質性肺炎に対して用いられることがあるが，効果は限定的である．
- 強皮症腎クリーゼを生じた群では，発症前6か月以内にprednisone（プレドニゾロンと同力価）換算 15 mg/日を超える量を使用されている割合が有意に高かったとする後ろ向き研究がある．このことから，中等量以上のステロイド使用が強皮症腎クリーゼの危険因子であるとする考え方がある．

(2) シクロホスファミド (☞ p89)
- 皮膚硬化に対してもその使用が考慮される場合がある．
- 合併した間質性肺炎に対して点滴静注によるいわゆる「エンドキサン®パルス療法」(☞ p90) が用いられることがあるが，効果は限定的である．

血管炎症候群
(概念☞ p154～157，評価☞ p56，診断☞ p166～168)

(1) ウェゲナー肉芽腫症
→ 「多発血管炎性肉芽腫症」に名称変更された（次項参照）．

(2) 多発血管炎性肉芽腫症（GPA）（☞ p155），顕微鏡的多発血管炎（MPA）（☞ p154）

- 活動性病態に対する寛解導入療法と，鎮静化を得て以降の寛解維持療法に分けて考えるのが一般的である．
- 治療方針は重症度にもよるが，寛解導入療法ではいわゆる「エンドキサン® パルス療法」（☞ p90）を大量ステロイド（☞ p86）に併用されることが多い．ステロイドはその後積極的に減量される．
- 2013年1月末にリツキシマブ（☞ p101）（B細胞を選択的に除去する生物学的製剤）がこれらの血管炎に処方可能となった．
- 寛解維持療法では，アザチオプリン（☞ p90）などの経口免疫抑制薬を維持量のステロイドと併用で用いることが多い．

(3) 結節性多発動脈炎（PN）（☞ p155）

- 治療方針は重症度にもよるが，大量ステロイド（☞ p86）にシクロホスファミド（☞ p89）を併用することが多い．
- 結節性多発動脈炎では多発性血管炎性肉芽腫症や顕微鏡的多発血管炎と比べて再燃例が少ないため，長期の維持療法の必要性はそれらに比して低いとされる．

(4) 高安病（大動脈炎症候群）（☞ p156），側頭動脈炎（巨細胞性動脈炎）（GCA）（☞ p156）

- 大量ステロイド療法で治療開始される．
- 効果不十分例，ステロイド減量困難例では，各種免疫抑制薬（☞ p88 ～ 94）の使用が検討される．

リウマチ性多発筋痛症（PMR）
（概念☞ p157，評価☞ p56，診断☞ p168）

- プレドニゾロン換算10 ～ 20 mgのステロイド内服（☞ p86）にて速やかに改善が得られることが多い（☞ p10）．
- しかしステロイド減量に伴い再燃する症例は少なくなく，ステロイド減量・中止を目指してメトトレキサート（☞ p88）併用などが行われるが，効果は限定的である．

多発性筋炎(PM)・皮膚筋炎(DM)

(概念☞ p153, 評価☞ p56, 診断☞ p170)

ステロイドがいまだに治療の中心であるが,難治例には免疫抑制薬やメトトレキサート,免疫グロブリン大量療法が用いられる.

(1) ステロイド (☞ p86)
- 病勢にもよるが,特に筋力低下が明らかな症例では 0.8 ～ 1 mg/kg 程度(プレドニゾロン換算)の大量ステロイド療法で治療開始される.
- 合併した間質性肺炎の治療を主目的として用いられることもある.
- 嚥下障害,呼吸筋障害をきたした症例にはステロイドパルス療法が行われることがある.

(2) メトトレキサート (☞ p88)
- 間質性肺炎を合併していない症例では,ステロイド単剤では難治性の場合やステロイド減量が困難な場合に併用されることがある.使用法は関節リウマチに準ずる.ただし,保険適用外である.

(3) 免疫抑制薬
- 筋炎そのものや合併した間質性肺炎が,ステロイド単剤では難治性の場合やステロイド減量が困難な場合に併用される.タクロリムス[*5](☞ p92)やシクロスポリン[*6](☞ p91),アザチオプリン(☞ p90),シクロホスファミド(☞ p89)が用いられることがある.

(4) 免疫グロブリン大量療法 (☞ p107)
- ステロイドパルス療法を含む大量ステロイド療法 6 週以上にても治療困難な症例に保険適用がある.筋炎症状が活動性の患者に対して 5 日連続の点滴静注となるため,基本的に入院診療で行われる.

[*5] 多発性筋炎・皮膚筋炎に合併した間質性肺炎に保険適用あり.
[*6] 保険適用外.

混合性結合組織病（MCTD）

(概念☞ p153, 評価☞ p57, 診断☞ p170)

- 筋炎症状，SLE 症状については，各疾患の同様の病態に準じてステロイド（☞ p86）が用いられる．効果不十分症例やステロイド減量困難症例では免疫抑制薬（☞ p88）の併用もありうる．
- 手指浮腫様硬化については，ステロイドの投与が行われることもある．
- レイノー症状（☞ p76）
- 肺高血圧症（☞ p66）

ベーチェット病

(概念☞ p156, 評価☞ p57, 診断☞ p172)

- 重症でない口内炎のみでは，ステロイド局所投与（ケナログ® 口腔用軟膏，アフタッチ® など）やコルヒチン（保険適用外）が用いられる．
- 発熱や強い炎症，重症の口内炎・陰部潰瘍などにはステロイド全身投与（☞ p86）が用いられる．
- 眼症状のある場合には，シクロスポリン（☞ p91）やインフリキシマブ（☞ p96）が用いられることがある．

脊椎関節炎（SpA）

(概念☞ p151 〜 152, 評価☞ p57, 診断☞ p172)

- ステロイド全身投与の有効性は高くない

強直性脊椎炎（AS）

NSAID（脊椎の骨化抑制作用），サラゾスルファピリジン（☞ p103）(末梢関節炎)[*7]，TNF 阻害薬[*8]（☞ p95〜101），ビスホスホネート製剤[*6]，リハビリテーション

乾癬性関節炎（PsA）

サラゾスルファピリジン[*6]（☞ p103），レフルノミド（☞ p94）[*6]，メトトレキサート[*6]（☞ p88），シクロスポリン[*6]（☞ p91），TNF 阻害薬[*7]（☞ p95〜101），ウステキヌマブ（☞ p95）

[*7] 保険適用外.
[*8] p95 の表 17 参照.

反応性関節炎（ReA）

サラゾスルファピリジン[*6]（☞ p103），メトトレキサート[*6]（☞ p88），TNF阻害薬[*7]（☞ p95〜101）．クラミジア感染症に対して抗菌薬2剤〔リファンピシン[*6]＋ドキシサイクリン or リファンピシン[*6]＋アジスロマイシン〕．

炎症性腸疾患に伴う脊椎関節炎

サラゾスルファピリジン[*6]（☞ p103），ステロイド関節内注射，メトトレキサート（☞ p88），TNF阻害薬[*7]（☞ p95〜101）．

成人発症スティル病（AOSD）

（☞ p160）

- ステロイド（☞ p86）が第1選択となる．
- 効果不十分〜無効例には，シクロスポリン（☞ p91），トシリズマブ（☞ p98）が用いられる（保険適用外）．

第 4 章

手術療法とリハビリテーション

4 手術療法とリハビリテーション

手術療法（関節リウマチ・膠原病患者に対するリウマチ外科手術）

入院期間などは標準的なものを記載している.

リウマチ外科手術総論

【手術適応】痛み, 関節不安定性
【利点】除痛や機能改善が得られる.
【欠点】手術・麻酔による侵襲, 麻酔薬の副作用, 深部静脈血栓症, 人工関節の場合は寿命, 航空機搭乗時検査の支障など.
【手術困難例】内科的（特に心・肺）重度合併症（特に上肢手術は全身麻酔下のためより重視される）, プレドニゾロン換算20 mgを超えるステロイド内服中（感染リスク高）, 免疫抑制薬は休薬で可. 脊椎手術では重度骨粗鬆症（スクリューが効かない）, 認知症（周術期の必要な指示, リハビリに支障）.

(1) 関節リウマチに対する手術総論
● 人工関節置換術総論
【手術適応】肩, 肘, 手指, 股, 膝, 足の各関節の疼痛, 機能障害. 手関節は行われない. 人工骨頭置換術が行われるのは肩, 股関節のみ（人工関節よりも適応は少ない）. 若い患者では再置換が必要となる可能性が高いことを考慮し先のばししたいが, 高活動性の関節炎で破壊進行が速い場合にはやむをえず行うことあり.
【利点】除痛, 機能改善
【欠点】人工関節の寿命（インプラントと骨の間での緩み・感染などで再置換になる割合が10年以内で5％, 20年以内で10％程度）, 関節可動域制限（一般的には術前と変わらないが, よくなる場合も逆の場合もある）がある.
【入院期間】多摩総合医療センターでは標準的には3～4週間.
【生活面での注意】退院後, 遅発性の創部感染を防ぐため患部を

清潔に保つ．齲歯治療時は抗菌薬の併用が無難．周囲骨折のおそれがあるため，転倒に注意する．

【フォローアップ時の注意】術後まもなくは創部感染，稀に静脈血栓症があり，フォローアップ時に注意する．

- **人工骨頭置換術総論**（人工関節置換術に準ずる．前項の「人工関節置換術総論」を参照）
- **関節固定術総論**

  【手術適応】手，手指，足関節

  【利点】主に除痛

  【欠点】関節可動域喪失

  【入院期間】多摩総合医療センターでは標準的に3～4週間．

  【退院後の注意点】手はしばらく要リハビリ．退院後も外固定を要することあり．骨癒合には2～3か月，長期ではほとんど癒合．癒合せずとも機能改善することが多い．

  【フォローアップ】X線追跡．感染，骨癒合不全に注意．

- **手指・足趾・関節形成術総論**

  【手術適応】手指は日常生活に支障で，足趾は胼胝・変形に伴う疼痛．

  【利点】除痛，手は機能改善．

  【欠点】手術侵襲．手は2～3か月間固定で使えず．

  【入院期間】3～4週．

  【退院後】外固定，足底板継続もあり．

  【フォローアップ】足は血流不全や感染で，創傷治癒遅延に注意．

- **腱移行術総論**

  【手術適応】腱断裂（関節リウマチではほぼ手に限定．伸筋腱，屈筋腱いずれの断裂も適応となる．伸筋腱のほうが頻度が高い）

  【手術困難例】麻酔ができない患者．腱断裂からの期間は早いほうが癒着も少なく望ましいが，特に制限なし．

  【利点】機能・美容的改善

  【欠点】約3週間の外固定

  【入院期間】3～4週

  【退院後】荷重を避けるなど再断裂に注意．

  【フォローアップ】拘縮予防のため要リハビリ．

  【合併症】不動のため関節拘縮，腱と周囲の癒着．ゆるみや腱自体の伸長による伸び．

- **滑膜切除術総論**

  【手術適応】関節を問わず適応だが，実際は肩，肘，膝，足関節

は特殊な関節鏡を用いる．指は小切開で直視下で行うことも．股関節には行わない．破壊が少なく関節炎の活動性が当該関節のみ強い患者（生物学的製剤の登場で適応が減少しているだろう）．上肢・肩は全身麻酔不可では困難．

【利点】除痛，関節破壊進行予防（"局所的DMARD"），一般に関節鏡で行うため侵襲が少ない．

【滑膜生検】病理学的診断が行える利点あり．ただし，外科的には滑膜切除と同様であるため，滑膜切除を行えない患者には滑膜生検も行えない．

【欠点】再発のおそれ．

【入院期間】1～2週間．生物学的製剤やメトトレキサートを含め，特に休薬は不要．

【退院後】特別な注意点はない．

(2) 無腐性骨壊死（☞ p76）に対する手術総論

主な罹患関節は股関節．上腕骨頭・膝・肘には生じない．股関節では人工骨頭置換術の適応．症例により人工股関節．膝は人工関節．

(3) 周術期の薬剤の扱い

● 抗リウマチ薬・免疫抑制薬の周術期の服薬中止の必要性

【サラゾスルファピリジン（アザルフィジンEN®），ブシラミン（リマチル®），イグラチモド（ケアラム®/コルベット®）】 当日のみ休薬する程度．

【メトトレキサート（リウマトレックス®/メトレート®）】 当院では術前後1週ずつ休薬．

【シクロスポリン（ネオーラル®），アザチオプリン（イムラン®/アザニン®），タクロリムス（プログラフ®）】 術前休薬せず，術後1週休薬．

● 生物学的製剤・経口分子標的薬の周術期の服薬中止の必要性

コンセンサスはない．当科では術前後2週ずつの休薬が原則．創部の状況によっては術後休薬延長もあるが，稀．

【インフリキシマブ（レミケード®）】 8週間隔投与中なら最終投与4週後に施術，術後4週で投与．

【トシリズマブ（アクテムラ®）点滴静注，インフリキシマブ（レミケード®），アバタセプト（オレンシア®）点滴静注】 4週間隔の場合は最終投与2週後に施術，術後2週で投与．

【トシリズマブ（アクテムラ®）皮下注，アバタセプト（オレンシア®）皮下注，トファシチニブ（ゼルヤンツ®）】手術前後各2週の休薬が必要．

● ステロイドの周術期の扱い

麻酔科医により当日朝にステロイド内服可と判断されれば内服，不可なら点滴で常用量を継続．

"ステロイドカバー"の必要性とその実際：多摩総合医療センターリウマチ外科では"ステロイドカバー"は行っていない．ちなみに"ステロイドカバー"とは，長期ステロイド内服による副腎不全により，手術侵襲に対する副腎からの追加ステロイドホルモン分泌が不足し，副腎不全を発症する懸念から行われる，比較的高用量のステロイド追加投与のこと．

(4) 複数関節に適応がある場合の戦略
● 手術順

歩けないと困るので，下肢と上肢なら下肢を先に手術．上肢なら末梢を先に手術．下肢の場合は痛いほうを先に手術．

● 複数の手術を一度の手術で行えるか

手術時間延長，合併症のリスク増加があり好ましくない．ただし，麻酔を困難とする合併症のために麻酔が今回一度きりと考えられる例では，一度に複数箇所の手術施行あり．手指に関しては，①手指と手首は症例により同時もあり，②人工関節と固定を一度に行うことはあり．

● 複数の手術を1回の入院で行えるか

当院では患者の体力を考慮し，1回の入院では1か所の手術を原則としている．

各関節・部位ごとの外科治療

(1) 手指
● 手指人工関節置換術

【手術適応】主に中手指節（MCP）関節[*1]の高度破壊．ただし過度に高度な破壊では人工関節設置不可（関節固定術となる）．
【利点】除痛，機能回復
【欠点】緩み，人工関節（シリコン製）の破損

[*1] p48に略語で示される関節を図示した．

【人工関節の寿命】10〜15年だが,即再手術とはならない.再置換は多くはない.

【入院期間】3〜4週

【退院後】リハビリテーション科通院.重いものを持たない(日常のお勝手仕事は問題ない).

【フォローアップ】X線チェック(骨の転位の有無.シリコンは淡い陰影となる)

【合併症】感染など.

- 手指関節固定

  【手術適応】手根中手(CM)関節[*1],近位指節間(PIP)関節[*1],ときに遠位指節間(DIP)関節[*1],破壊がより高度なMCP関節.手指では人工関節よりも多く行われる.

  【利点】除痛,症例によっては美容的にも.

  【欠点】関節可動域喪失.術後外固定(リハビリは行う)

  【入院期間】3〜4週

  【合併症】骨癒合不全

(2) 手関節(手首)

- 腱移行術→「腱移行術総論」参照(☞ p35)
- 手関節形成術〔ソーベ・カパンジー Sauvé-Kapandji 法(S-K法)〕

  【概念】尺骨遠位を切除し,中抜きして近位を若干短くし,尺骨遠位端は橈骨に固定する.(尺骨遠位端を破棄するダラー Darrach 法は尺側偏位進行のため現在はあまり行われない.)

  【手術適応】遠位橈尺関節の変形に伴う疼痛,回内外制限.総指

手関節形成術(Sauvé-Kapandji 法)(70歳女性,関節リウマチ)

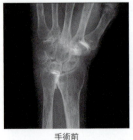

手術前

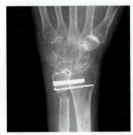

手術後

伸筋腱断裂では必ず同時に施行（腱切断した骨変形を除くため）．

【手術困難例】全身麻酔困難例

【利点】除痛，回内外の改善，伸筋腱断裂の予防

【欠点】手関節は不変のため手首痛，手首の背屈底屈制限は残存（あらかじめ患者に伝える）．

【入院期間】3〜4週

【退院後】外固定約3週．外固定終え退院．荷重を避ける（動作制限は特にない）．

- **人工関節**（→手関節の人工関節は一般的ではない）
- **手関節固定術**

  【手術適応】手関節の破壊・疼痛が強い患者

  【手術困難例】破壊が強くてできない場合は少ない．

  【利点】除痛

  【欠点】関節可動域喪失，つまり手首が動かなくなる．

  【入院期間】3〜4週

  【退院後】骨癒合に3か月かかるので，少なくともこの間は装具を要する．

- **手関節の滑膜切除術**→「滑膜切除術総論」参照（☞ p35）

(3) 肘

- **人工肘関節置換術（TEA）**

  【手術適応】疼痛，強直，不安定性，関節可動域制限（顔に届かない場合），尺骨神経麻痺をきたした患者（関節リウマチの場合は肘関節変形によるため）．

  【手術困難例】全身麻酔のできない患者．高度破壊例でも長いステムのインプラントを使えば施行できる場合あり．

  【利点】除痛，関節可動域改善，安定性

  【欠点】人工関節の寿命：症例によるが，早い場合は5年以内の人もいる（早期の緩み）．一方で20年超えの患者も．当院で基本としている Kudo 法では伸展制限が必発（20°〜30°までとなり，完全伸展は不可となる）．

  【入院期間】3〜4週．外固定終えて退院．

  【退院後】10kg 以上の重いものは持たない．肘を支えにして体を起こさない．

  【フォローアップ】X線

  【合併症】Kudo 法の場合は術後早期（入院中）の脱臼．生じた

人工肘関節置換術（64歳女性，関節リウマチ）

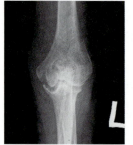

手術前（正面）

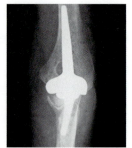

手術後（正面）

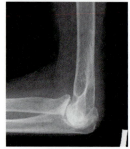

手術前（側面）

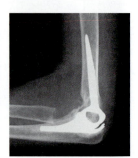

手術後（側面）

ら再手術．
- **肘の滑膜切除術**→「滑膜切除術総論」参照（☞ p35）

(4) 肩
- **人工肩関節置換術（TSA）**

  【手術適応】〔上腕骨頭置換術（次項）と共通〕疼痛を伴う関節破壊，肩周囲の骨折

  【手術困難例】全身麻酔が困難な患者

  【利点】除痛（術前にすでに腱板断裂の合併などで挙上困難があれば術後も改善はない）

  【欠点】人工関節の寿命は股関節，膝関節と同等．関節可動域の改善はない．

【入院期間】3〜4週間（原則3週間の三角巾＋包帯・バンドで内旋位での体幹固定を終えて退院）

【退院後】（上腕骨頭置換術と共通）10kg以上は持たない，体重をかけて起き上がるなどの荷重をかけない．

【フォローアップ】X線追跡

【合併症】腋窩神経・筋皮神経損傷による上肢の麻痺．

- **上腕骨頭置換術**→人工肩関節置換術（前項）も参照

  肩甲窩の変形がない，または高度破壊で肩甲骨側インプラント設置困難の場合に，人工関節ではなく人工骨頭の適応となる．除痛・緩みを含めて，成績としては人工関節のほうが多少よい．

- **肩の滑膜切除術**→「滑膜切除術総論」参照（☞ p35）

(5) 股関節

- **人工股関節置換術（THA）**

  【手術適応】疼痛を伴う関節破壊．変形性関節症や関節リウマチで関節も痛んでいる場合，大腿骨頸部骨折を契機に（人工骨頭でなく）人工関節が選択されることあり．

  【利点】除痛．大半の人では可動域改善も．

  【欠点】人工関節の寿命．

  【手術困難例】認知症．一般的な方法である後方アプローチでは脱臼頻度が5％くらいあるため，脱臼肢位の回避を遵守できない理解力が乏しい患者は適応外となる．このため認知症がなくても個々の性格によって適応外となることもある．

  【入院期間】3〜4週

  【退院後】脱臼肢位（屈曲内旋）を避ける（草むしりも避ける）．

人工股関節置換術（46歳女性，関節リウマチ）

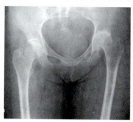

手術前

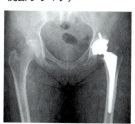

手術後

洋式の生活（ベッド，椅子，洋式便器）とする．
【フォローアップ】X線追跡（緩みは，①疼痛の自覚，②人工物と骨との間に隙間生じる）
【合併症】静脈血栓症．感染（1〜3％）．大腿部痛（ステムが骨の中に入る関係であろう．大半の症例で自然軽快ないし日常生活に支障ない程度）

● 大腿骨頭置換術
【手術適応】臼蓋変形の少ない大腿骨頚部骨折例．若年者の大腿骨頭壊死（挿入する人工物を少なくするため．臼蓋変性なしが前提）
【利点】除痛，機能回復
【欠点】人工骨頭でも再置換になることがある．緩みの場合でも臼蓋が侵されて疼痛が生じていることが多く，再手術の場合には事実上人工関節となることが多い．
【手術困難例】脱臼頻度は人工関節よりむしろ多い．ただし骨折の場合には家族らとも相談，認知症などの理解力低下例にも行うことあり．受傷前のADLレベルにもよるが，骨折放置でも痛みはある程度緩和してくる（除痛目的のみなら骨頭摘出術も選択肢）．人工関節や人工骨頭のほうが痛みは速やかに軽快し機能もよい．
【入院期間】3〜4週
【退院後】脱臼肢位（屈曲内旋）を避ける（草むしりも避ける）．洋式の生活（ベッド，椅子，洋式便器）とする．

(6) 膝
● 人工膝関節置換術（TKA）
【手術適応】疼痛を伴う関節破壊．疼痛の少ないムチランスmutilans例などでは不安定性が強ければ適応となることあり．
【手術困難例】変形が強い場合（技術的には土台となる骨が失われている場合）
【利点】除痛，機能回復
【欠点】人工関節の寿命．関節可動域制限は術前後で改善なし．正座不可
【入院期間】3〜4週
【退院後】洋式の生活（ベッド，椅子，洋式便器）（股関節も同様）．膝では人工関節脱臼はまずない．

人工膝関節置換術（70歳男性，関節リウマチ）

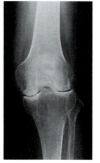
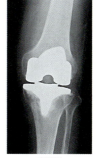

手術前　　　　　　　手術後

【フォローアップ】X線，疼痛
- 膝の滑膜切除術→「滑膜切除術総論」参照（☞ p35）

(7) 足関節（足首）
- **人工足関節置換術（TAA）**

　手術が非常に難しい．予後は一定せず，よい人から極端に悪い人までさまざま．

　【手術適応】どうしても固定術を避けたい患者，対側をすでに固定ずみの患者．
　【手術困難例】技術的には関節周囲の骨密度が低下している患者[*2]や距踵関節変形が進行している場合には困難．
　【利点】関節可動域を維持しての除痛．保たれる可動域は症例による．足関節固定術よりは歩きやすい．
　【欠点】他部位より成績が不安定．当院では現在施行していない．
　【入院期間】3〜4週であろうが，当院では現在行っていない．
　【退院後】体重を増やさない．
　【フォローアップ】疼痛，X線

- **足関節固定術**

　【手術適応】疼痛を伴う関節変形．
　【手術困難例】局所皮膚を保清できない患者．白癬は術前に治療．

---

*2　インプラントの転位（沈下）が多い（上下両方向にありうる）ため．

骨密度は植骨などで対処可能.
【利点】除痛
【欠点】緩みもありうるが,それほど多くない.関節可動域喪失:底屈0°〜10°の間での固定となる.
【入院期間】約4週
【退院後】下肢の運動制限(日常生活レベルの運動は可)
【フォローアップ】疼痛,X線(緩み)

(8) 足部・足趾

● 足趾形成術

【手術適応】MTP関節脱臼.槌指でIP関節がこすれて痛む場合,胼胝の疼痛による歩行障害.美容目的は希望少ない.
【利点】除痛.靴が選びやすくなる.趾間の清潔保持が容易になる.
【欠点】感染.創傷治癒遅延(他部位に比べて圧倒的に多い).再変形(5〜10年で何らかの変形進行が多い).
【入院期間】3〜4週(仮固定ワイヤーは術後3週で抜去)
【退院後】扁平足のある人は土踏まずに中敷や足底板の使用が望ましい.5本指ソックスもよい.
【フォローアップ】長期的な感染のリスクはない.

足趾形成術(両側)(67歳女性,関節リウマチ+全身性エリテマトーデス)

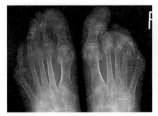
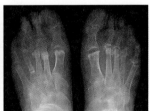

　　　　　手術前　　　　　　　　　　　　手術後

(9) 頸椎

● 頸椎後方固定術

頸椎手術のメイン

【手術適応】環軸椎関節脱臼など不安定性由来の頸部痛,ミエロパチー(極端な筋力低下,膀胱直腸障害).

【手術困難例】高度の骨粗鬆症．腹臥位での手術となるため腹臥位になれない患者．
【利点】除痛，ミエロパチーの改善，頸椎カラーをしなくてよくなる（骨癒合後）．
【欠点】C1-2 のみの固定で，回旋制限（正常範囲の約半分）．固定椎体が多くなればそれだけ制限も強くなる．固定椎体数によっては前後屈制限も出てくる（C1-2 のみであれば少ない）．
【入院期間】2〜3 週
【退院後】骨癒合の得られるまでの術後 3 か月は頸椎カラー着用．
【フォローアップ】順調なら X 線チェック程度．

● 椎弓形成術

【手術適応】C3 以下でのミエロパチーで不安定性がほとんどない場合．関節リウマチでもときに行われる．
【手術困難例】骨密度は後方固定術ほど影響しない．
【利点】ミエロパチーの改善．
【欠点】頭痛・頭部痛ありうる．C5 神経根麻痺ありうる．いずれも自然軽快例と残存例あり．
【入院期間】2〜3 週
【退院後】頸椎カラーを 2〜3 か月着用．
【フォローアップ】X 線フォロー．

リハビリテーション

関節リウマチ治療の 4 本柱（薬物治療，基礎療法，手術療法，リハビリテーション）の 1 つ．関節リウマチやその他の膠原病で起きやすい疼痛，関節の機能障害，廃用性筋力低下・ADL 障害・心理的障害に対処する治療手段．

リウマチ膠原病のリハビリテーションは，脳血管障害や他の整形外科疾患のそれと比べて必ずしも理解が行きわたっておらず，病診連携の体制が十分整っているとは言えない現状である．限られた医療資源での工夫が医療機関ごと，地域ごとに必要である．

関節リウマチのリハビリテーションの考え方は以下のとおりである．関節症状をもつ他の膠原病もこれに準ずる．
1) 関節炎の強いときと落ち着いているときで，リハビリのメニュー（リハビリの強度・時間・内容）が違う必要がある．

2) 関節保護を念頭に行う.
3) 適度な休憩をはさみながら行い, 無理をしない.
4) 痛みが出ないうちにやめる.
5) 目に見える改善がなくてもあせらない. 維持していることも効果である.

QOL (quality of life)：生活の質. リウマチ膠原病においては, 疼痛, 慢性疾患であること, ADL低下, 入院などがQOL低下の原因となりうる. 評価法としては, HAQ, SF-36など.

ADL (activities of daily living)：日常生活動作（活動）. リウマチ膠原病では, 疼痛, 関節障害などがADL低下の原因となりうる. 一般的なADL評価法としては, Barthel IndexやFIMが広く行われているが, 関節リウマチにおいてはこれらの運用が難しいことがある. 関節リウマチはADLに短期間で変動（気候や労作などによる影響）や日内変動が認められるからである.

ROM (range of motion)：関節可動域のこと. 自動と他動で評価される. 関節リウマチにおいては, 関節炎のコントロールや運動療法により維持・改善を図る.

運動療法：関節の動きや筋力の維持・向上のための訓練. 関節リウマチをはじめ関節炎を伴う場合は関節保護を念頭においたエクササイズが必要である. 関節炎の多少でメニューを変える必要がある.

作業療法：特に日常生活動作（活動）に関連する訓練. 関節リウマチをはじめ関節炎を伴う場合は, 関節保護を念頭において行わなくてはならない. 関節破壊を伴う患者においては, 作業に達成感を伴う訓練が患者に自信をつけることになる.

物理療法：患部の温熱・冷却・低周波治療などが該当する. 急性炎症では冷やし, 慢性炎症では温めることが原則であるが, 関節リウマチにおいては必ずしも当てはまらないこともあり, 苦痛のないほうを選択することも多い. 温熱は運動療法や作業療法前に行うと軟部組織の軟化と血流改善が得られ, 訓練を円滑にすることができる. ただし, もともと血流障害を有する患者には, やけどをきたすことがあるので注意が必要である. 温熱物で組織を強く圧迫することも同様の理由で行ってはならない.

関節保護：炎症のある関節に負担が大きいと関節破壊が助長される可能性がある. とくに関節リウマチの関節炎の落ち着いていない病初期や関節炎増悪時には, 関節保護指導が必要である. 一方全く

動かさないなどの過度の関節保護は拘縮や筋力低下を招くので，関節への負担の少ないメニューの工夫が必要である．

装具療法：関節リウマチにおいては，スプリントや足底板などが比較的よく使用される．ADL の改善とともに関節保護にも有効なことがある．

自助具：関節リウマチにおいては手・手指関節の障害により ADL 低下をきたしやすく，そのような患者には自助具が有効なことがある．市販のものや患者に合わせて作製しなければならないものもある．ADL の改善とともに関節保護にも有効なことがある．

心理的問題：痛み，ADL 低下，疾患の慢性化は心理的影響を及ぼす．痛みの悪化や他人に迷惑をかけるかもしれないという不安や，関節変形などコスメティックな問題で外出や社会活動への参加に消極的になる傾向がみられる．多職種で連携をとりながらの対応が望ましい分野である．

しばしば略語で示される関節

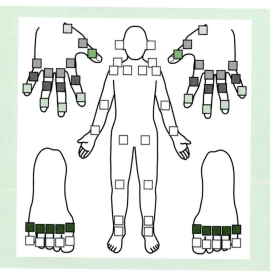

- ■ 手根中手関節
  CM (carpometacarpal) joint(s)
- ■ 中手指節関節
  MCP (metacarpophalangeal) joint(s)
- ■ 近位指節間関節
  PIP (proxymal interphalangeal) joint(s)
- ■ 遠位指節間関節
  DIP (distal interphalangeal) joint(s)
- ■ 指節間関節
  IP (interphalangeal) joint(s)

- ■ 中足趾節関節
  MTP (metatarsophalangeal) joint(s)

第 5 章

評 価

フォローアップの観点からみた
疾患活動性を示す所見と評価法

評価

5 フォローアップの観点からみた疾患活動性を示す所見と評価法

リウマチ膠原病外来において再診時に定期的にチェックする項目を中心に記す．新出症状がみられた際の内容は第6章をも参照されたい．

関節リウマチ（RA）
（概念☞ p150，治療☞ p22）

- 関節リウマチ患者は関節痛を訴えるが，関節痛の増悪が必ずしも炎症性疾患としての関節リウマチの活動性亢進を意味するわけではない．関節リウマチの病勢悪化とともに生じる関節の痛みは，関節の炎症に直接起因する関節症状である．この場合，客観的には関節の腫脹，熱感が認められる．関節炎の増悪に伴い，血液検査では炎症反応の亢進（CRP高値，血沈亢進），血清MMP-3値の上昇が認められることが多い．ただし，手指の小関節が明らかな活動性関節炎をきたしている症例でも，これらの検査値異常が認められない症例もしばしば経験される．
- 検査値はあくまで補助であり，腫脹や熱感など身体所見を関節炎評価の根拠として優先して採用する．肩関節や股関節など深部にある関節，すでに変形をきたしている中手指節（MCP）関節や手関節などでは身体所見による関節腫脹の評価が難しいことがある．こういった場合には必要に応じて関節超音波や関節MRI検査により，関節炎の活動性評価を行うこともできる．
- 関節リウマチの活動性を患者の自覚症状，医師の診察所見，検査値を合わせた総合的指標で評価を行う方法が国際的に一般化した（**表5**）．DAS28（**図1，2**）やSDAI（**図3**），CDAI（**図4**）が広く用いられている[*1(次々頁脚注)]．

●パール14　中足趾節（MTP）関節炎の訴え方
関節リウマチ患者のMTP関節炎では「足の裏が痛い」と訴える．

表5 関節リウマチの疾患活動性の評価指標

指標	寛解	低活動性	中活動性	高活動性
DAS28-ESR	< 2.6	< 3.2	3.2 〜 5.1	≧5.1
DAS28-CRP	< 2.3	< 2.7	2.7 〜 4.1	≧4.1
CDAI	≦2.8	≦10	10 <, ≦22	> 22
SDAI	≦3.3	≦11	11 <, ≦26	> 26
RAPID3	≦3	≦6	6 <, ≦12	> 12

(DAS28-CRPは, Inoue E et al: Ann Rheum Dis, 66: 407-409, 2007より作成)

図1 DAS28（血沈を用いた原法）

DAS28-ESR, DAS28-ESR（4）も同義である.

DAS28[*1]
$= 0.56 \times \sqrt{(T28)}$
$= 0.28 \times \sqrt{(S28)}$
$+ 0.70 \times \log_e (ESR)$
$+ 0.014 \times GH$

- T28（圧痛関節数）
- S28（腫脹関節数）
- ESR（血沈値, mm/1hr）
- GH（患者全般的健康状態自己評価 VAS*, 100 mm の VAS）

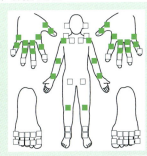

* VAS：visual analog scale. 最良を左端, 最悪を右端とした 10 cm の線分に印を付け, 評価するもの.

(Prevoo ML et al: Arthritis Rheum, 38: 44, 1995より作成)

図2 DAS28-CRP

DAS28-CRP（4）も同義である.

DAS28-CRP[*1]
$= 0.56 \times \sqrt{(T28)}$
$= 0.28 \times \sqrt{(S28)}$
$+ 0.36 \times \log_e (CRP \times 10) + 1$
$+ 0.014 \times GH$
$+ 0.96$

- T28（圧痛関節数）
- S28（腫脹関節数）
- CRP（mg/dL）
- GH（患者全般的健康状態自己評価 VAS, 100 mm の VAS）

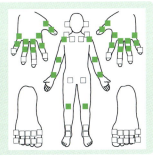

〔DAS28 ホームページ http://www.das-score.nl/das28/en/ （最終アクセス 2014 年 5 月 13 日）より作成〕

図3 SDAI (Simplified Disease Activity Index)
算出法が簡便である.

- DAS28と同じ28評価対象関節
  SDAI
  = S28
  + T28
  +患者総合VAS (cm)
  +医師総合VAS (cm)
  + CRP (mg/dL)

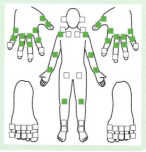

〔Smolen JS et al: Rheumatology (Oxford), 42: 244-257, 2003 より作成〕

図4 CDAI (Clinical Disease Activity Index)
検査値を必要としないので診療所向きである. また, 活動性の関節炎にもかかわらずCRP, 血沈を陰性化させうるトシリズマブ使用症例の評価にも向く.

- DAS28と同じ28評価対象関節
  CDAI
  = S28
  + T28
  +患者総合VAS (cm)
  +医師総合VAS (cm)

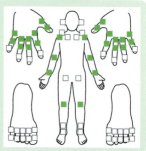

(Aletaha D et al: Arthritis Res Ther, 7: R796-R806, 2005 より作成)

---

*1 DAS28は算出に複雑な計算を要するが, 以下のようなツールの活用が日常臨床をサポートするだろう (2014年5月17日現在).
　PC: 大阪大学医学部免疫アレルギー内科HP
　　・DAS28の計算: http://www.med.osaka-u.ac.jp/pub/imed3/lab_2/page4/page4-6.html
　　・DAS28-CRPの計算: http://www.med.osaka-u.ac.jp/pub/imed3/lab_2/page4/page4-4.html
　iOS: DAS28/ACR-EULAR criteria (AppStore, 無料. iPhone向けアプリだがiPadでも使用可能)
　Android: DAS28 - Rheumatoid Arthritis (Google play, 無料)
　　　　　 DAS28 Free (Google play, 無料)

RAPID3

RAPID3 算出法（最大 30 点）：「**表 6** の総計 ÷ 3（最大 10 点）」+「患者疼痛 VAS（最大 10 点）」+「患者総合 VAS（最大 10 点）」

患者自己評価のみによる評価法であることが特徴．算出法も簡便．

全身性エリテマトーデス（SLE）

（概念☞ p152，治療☞ p25）

全身性エリテマトーデスの増悪では，発熱，倦怠感といった全身症状の出現，関節痛・関節炎，皮疹，心外膜炎，胸膜炎，腹膜炎，腸炎，膀胱炎[*2] の出現・悪化をきたすほか，ループス腎炎の再燃によりネフローゼ症候群をきたした場合には浮腫（特に下腿）を生じる．精神症状を含む中枢神経症状（☞ p69），末梢神経症状もきたしうる．胸膜炎以外の肺病変は他のリウマチ科膠原病に比して少ない（びまん性肺胞出血．☞ p67）．

- 検査値では，血球減少（ただしステロイド治療中の症例ではリンパ球はステロイドにより減少していることが多い），補体（C_3，C_4，CH_{50}）低値，抗 dsDNA 抗体価上昇が病勢を反映するとされるほか，尿蛋白，尿沈渣（赤血球，白血球，細胞性円柱の出現），血清クレアチニン値上昇がみられた場合に腎病変の発症や悪化を疑う必要がある．このため，全身性エリテマトーデスの患者では，普段からこれらの項目が検査されることが多い．

シェーグレン症候群（SS）

（概念☞ p154，治療☞ p26）

口腔乾燥の程度は舌表面で評価する．舌乳頭の萎縮，黒毛舌，溝状舌などは慢性的な重度の乾燥を示唆する．衛生環境の悪化による口腔内カンジダ症の有無も要チェックである．

- 乾燥性角結膜炎がある場合，定期的に眼科医に評価してもらう必要がある．
- 耳下腺，顎下腺の腫脹を触診する．腺症状のみか，あるいは腺外症状として他の臓器障害が合併しているのかを意識して診察するとよい．

[*2] 細菌に起因しない膀胱炎で，ループス膀胱炎として知られている．尿検査異常をきたさない．

表6 RAPID3における日常生活動作の質問項目

最も当てはまるところに,チェック(✓)をいれてください.

この1週間をふりかえってみて,これからお聞きするようなことはどのくらいできますか?	何の困難もない	いくらか困難	かなり困難	できない
1. ボタン掛けや靴ひも結びを含め,自分で身支度ができますか?	0	1	2	3
2. 就寝,起床の動作ができますか?	0	1	2	3
3. いっぱい水の入ったコップを口元まで運べますか?	0	1	2	3
4. 戸外の平坦な道を歩けますか?	0	1	2	3
5. 体を洗いタオルで拭くことができますか?	0	1	2	3
6. 腰を曲げて床にある衣服を拾い上げられますか?	0	1	2	3
7. (回転式の)蛇口の開閉ができますか?	0	1	2	3
8. 自動車,バス,列車あるいは飛行機の乗り降りができますか?	0	1	2	3
9. 歩こうと思えば,3キロメートル歩けますか?	0	1	2	3
10. やる気になれば,スポーツやレクリエーションはできますか?	0	1	2	3

(MDHAQ日本語版ホームページ mdhaq.jimdo.com/)[12]

- 甲状腺機能異常や肝障害は自己免疫性の可能性を考慮する.
- 抗SS-A,抗SS-Bの各抗体価は病勢を反映しないので注意.

全身性強皮症(全身性硬化症)(SSc)

(概念☞p153,治療☞p27)

全身性強皮症の病勢評価は難しい.まず検査値として病勢を

表7 modified Rodnan total skin score

年　　月　　日
検者　　　　　　　

m-Rodnan（点数に○）

右				左			
手指	0	1	2	3	手指	0	1	2	3
手背	0	1	2	3	手背	0	1	2	3
前腕	0	1	2	3	前腕	0	1	2	3
上腕	0	1	2	3	上腕	0	1	2	3

顔	0	1	2	3
前胸部	0	1	2	3
腹部	0	1	2	3

右				左			
大腿	0	1	2	3	大腿	0	1	2	3
下腿	0	1	2	3	下腿	0	1	2	3
足背	0	1	2	3	足背	0	1	2	3

m-Rodnan（合計）　　　　　　　　　　　　　　　/51

点	皮膚硬化	大ピンチ*	小ピンチ*
0	無	可	可
1	軽	可	可
2	中	可	不
3	高	不	不

＊ピンチ：皮膚をつまめるか否かの評価．大ピンチは大きく，小ピンチは小さくつまむこと．
（桑名正隆他：全身性強皮症の評価法．リウマチ，42: 654-655, 2002 より作成）

反映するものは基本的には知られていない．皮膚硬化の程度は modified Rodnan total skin score（**表7**）で評価されるのが一般的になっているが，進行の有無の評価には，同スコアの経時的な記録が必要となる．肺高血圧症（☞ p66）や間質性肺炎（☞ p63）の合併例についてはそれぞれの評価も必要である．強皮症腎クリーゼ（高血圧，腎不全）の病態が知られているため，血圧測定，

腎機能の評価は重要である．

血管炎症候群

（概念☞ p154，治療☞ p27）

- 各疾患はそれぞれに特徴を有しているのだが，活動性を有する際の共通事項として，発熱，全身倦怠感，体重減少，関節痛，筋痛，炎症反応高値（CRP，血沈）があげられる．
- そのほか，罹患臓器に応じた検査項目がフォローアップされる．たとえば糸球体腎炎をきたした ANCA 関連血管炎ならば尿蛋白[*3]，尿沈渣，血清クレアチニンである．
- ANCA 関連血管炎 3 疾患（☞ p154）では過去に陽性となった ANCA を疾患活動性の参考として測定する．好酸球性多発血管炎性肉芽腫症（☞ p155）では好酸球数や血清 IgE 値も病勢を反映する症例がある．
- ANCA 関連血管炎以外の血管炎症候群では，疾患活動性を反映する疾患特異的な検査項目は知られていない．

リウマチ性多発筋痛症（PMR）

（概念☞ p157，治療☞ p28）

- PMR の再燃は初発時と同様に，関節痛・関節炎，筋痛のほか，倦怠感，発熱といった全身症状として現れる．PMR は高齢者にみられる疾患であり，併存する他の筋骨格系疾患による愁訴との区別に努める必要がある．
- PMR は疾患に特異的な抗体が知られておらず，CRP 値上昇や血沈亢進に代表されるいわゆる炎症反応の高値に病勢が反映される．もちろん，これらの炎症反応は PMR に特異的なものではないので，炎症反応高値をきたすその他の病態にも目を配る必要がある．

多発性筋炎（PM），皮膚筋炎（DM）

（概念☞ p153，治療☞ p29）

- 筋炎の病勢を反映する自覚症状としては，筋痛，筋力低下の筋症状のほか，他に原因のはっきりしない発熱や易疲労感がみられる症例もある．

[*3] 同時に尿中クレアチニンを測定し，クレアチニン 1 g 当たりの尿蛋白を定量するとよい．

- 検査値としては筋原性酵素〔CK/CPK, アルドラーゼ, ミオグロビン, AST (GOT), ALT (GPT), LDH〕値の上昇がみられる. 筋炎の再燃時にみられる CRP 値上昇や血沈亢進の度合いは症例により千差万別であり, 炎症反応亢進がはっきりしない場合でも原病の再燃を否定できない.
- 皮膚筋炎の場合には, 皮疹〔ヘリオトロープ疹, ゴットロン徴候, メカニクスハンド (機械工の手) など〕の増悪を伴うことがある (☞ p16). 間質性肺炎については, p63 を参照.

混合性結合組織病 (MCTD)
(概念 ☞ p153, 治療 ☞ p30)

混合性結合組織病は全身性エリテマトーデス, 多発性筋炎, 全身性強皮症の要素を不完全に兼ね備えた病態[*4]である (完全に兼ね備えた場合にはそれぞれの膠原病の診断となる). このため, MCTD の疾患活動性の評価を行うにあたっては, SLE 的側面の評価 (☞ p53), 筋炎的側面 (☞ 前項) の評価に加えて, 肺高血圧症 (☞ p66) や間質性肺炎 (☞ p63) のスクリーニングや管理が念頭に置かれるべきポイントとなる.

ベーチェット病
(概念 ☞ p156, 治療 ☞ p30)

- 有痛性の口内アフタ, 外陰部潰瘍, 関節痛・関節炎, 結節性紅斑は疾患の活動性を考えさせる. 眼の充血, 視力障害, 視野障害があればぶどう膜炎の合併を疑い治療が急がれるため眼科に紹介する (ぶどう膜炎についてはリウマチ膠原病科医であっても眼科に依頼している).
- ベーチェット病の疾患活動性を特異的に反映する検査所見はない. 白血球増多, CRP 値上昇, 血沈亢進といった非特異的な炎症所見を参考にする.

脊椎関節炎 (SpA)
(概念 ☞ p151 〜 152, 治療 ☞ p30 〜 31)

毎回の評価としては関節所見 (関節炎, 付着部炎) と一般的な検

[*4] 抗 RNP 抗体 (抗 U1-RNP 抗体の略称) 単独陽性, 肺高血圧症発症が多いこともこの疾患概念の特徴とされる.

表8 BASDAI (Bath ankylosing spondylitis disease activity index)

①この1週間の疲労感はどの程度でしたか？
②この1週間の首，腰や背中，股関節の痛みはどの程度でしたか？
③この1週間の首，腰，背中，股関節以外の関節の痛みや腫れはどの程度でしたか？
④この1週間で，触ったり，押したりして感じた痛み（部位を問わず）の不快感の程度を示して下さい
⑤この1週間，起床時から身体のこわばり感（指，四肢，腰背部など部位を問わず）がありましたか？
⑥この1週間，朝のこわばり感は起床後どの程度続きましたか？（1時間＝5 cm）

以上の①～⑥を10 cmのVASで評価してもらう．
BASDAI ＝ (①+②+③+④+(⑤+⑥)/2)/5

〔Sieper J et al: ASAS handbook; a guide to assess spondyloarthritis. Ann Rheum Dis, 68(Suppl II): ii1-ii44, 2009 より作成〕

査項目としてCRP，血沈など．

強直性脊椎炎では，BASDAI（**表8**参照）が疾患活動性評価の1つとして用いられる．

成人発症スティル病（AOSD）

（概念☞ p160，治療☞ p31）

AOSDの活動性が高いと関節痛・関節炎，発熱，発熱時に出現する皮疹（サーモンピンク疹）がみられる．肝酵素値上昇や白血球（特に好中球）の増多，CRP高値，血沈亢進がみられる．血清フェリチン高値はAOSD活動性のマーカーとして知られているが，活動性のAOSD以外にも感染症，悪性リンパ腫，血球貪食症候群などでフェリチン値上昇をきたすので，疾患特異的というわけではない．

第 6 章

合併症

リウマチ膠原病の患者に
新たな症状が出現したとき

合併症

6 リウマチ膠原病の患者に新たな症状が出現したとき

　リウマチ膠原病の患者に新たな症状が出現した際，それが原病であるのか合併症であるのか鑑別を要する．鑑別は，まず common problems から考慮することになるが，この章には，同時に考慮したいリウマチ膠原病患者に特有の鑑別診断を中心に記す．本章では以下の書式による図示を併用して理解の促進を試みた（赤字：この病態はその疾患によくみられる．緑字：この病態はその疾患に低頻度にみられる．青字：この病態はその疾患群のうち一部の疾患にみられる）．

RA	SLE	シェーグレン	強皮症	血管炎	PMR	筋炎	MCTD	ベーチェット	脊椎関節炎

　リウマチ膠原病は原病そのものが多彩な症状をきたしうるのに加えて，免疫抑制的療法により易感染性をきたしていることで，一般集団に比べて感染症を発症しやすい．このため，リウマチ膠原病患者に合併症状が生じた場合，少なくとも①原病の悪化，②感染症など他の疾患の発症，の両面を鑑別診断として意識しながら診療にあたりたい．

眼症状

ぶどう膜炎

RA	SLE	シェーグレン	強皮症	血管炎	PMR	筋炎	MCTD	ベーチェット	脊椎関節炎

　主としてベーチェット病（☞ p156），脊椎関節炎〔特に強直性脊椎炎（☞ p152），反応性関節炎（☞ p152）〕にみられる．脊椎関節炎では主に前部ぶどう膜炎（虹彩炎，毛様体炎）で羞明（まぶしさ）や眼痛，"黒目"周囲の白目（しろめ）の充血，前房蓄膿としてあらわれる．これに対しベーチェット病では汎ぶどう膜炎をきたしうるため後部ぶどう膜炎（＝網脈絡膜炎）による視力障害をきたし失明に至ることが稀でない．ぶどう膜炎は全身的治療を考慮す

る必要があり，速やかな眼科受診が望まれる．他に当科上位10位以内では，脊椎関節炎のうちの炎症性腸疾患に伴う脊椎関節炎（☞p151 表25）や乾癬性関節炎（☞p152），全身性エリテマトーデス（☞p152）や一部の血管炎症候群（☞p154）にもみられうるが，頻度は前述の疾患ほど高くない．

乾燥性角結膜炎

RA	SLE	シェーグレン	強皮症	血管炎	PMR	筋炎	MCTD	ベーチェット	脊椎関節炎

これを主症状の一つとするシェーグレン症候群（☞p154）は関節リウマチや全身性エリテマトーデス（☞p152），全身性強皮症（☞p153），混合性結合組織病（☞p153）にもしばしば合併する．眼の異物感，灼熱感，羞明（まぶしさ），眼疲労感として自覚される．眼科での評価を勧める．

上強膜炎

RA	SLE	シェーグレン	強皮症	血管炎	PMR	筋炎	MCTD	ベーチェット	脊椎関節炎

関節リウマチ（☞p150）で合併しうる．強膜上層にあり血管に富む上強膜の炎症．いわゆる"白目"の充血をきたすが，結膜炎と異なり眼脂はない．

強膜炎

RA	SLE	シェーグレン	強皮症	血管炎	PMR	筋炎	MCTD	ベーチェット	脊椎関節炎

主に関節リウマチや多発血管炎性肉芽腫症（GPA）（☞p155）で合併しうる．強い眼痛と暗赤色の強膜を呈する．強膜が全層性に侵された場合，穿孔性強膜軟化をきたすため，強膜炎ではステロイドの全身投与や眼内注射が考慮される．

前部虚血性視神経症

RA	SLE	シェーグレン	強皮症	血管炎	PMR	筋炎	MCTD	ベーチェット	脊椎関節炎

側頭動脈炎（☞p156）で生じうる．早期には視神経などの一時的な虚血による片側の一過性黒内障をきたし，放置すると約半数が失明に至る．側頭動脈炎では視力障害がみられたら速やかに眼科受

診を要する．リウマチ性多発筋痛症患者の一部に側頭動脈炎の合併がみられるので要注意．

眼瞼裂狭小化

RA	SLE	シェーグレン	強皮症	血管炎	PMR	筋炎	MCTD	ベーチェット	脊椎関節炎

　全身性強皮症（☞ p153）で皮膚硬化が顔面に及ぶ場合，開口制限とともに開眼にも難を生じてくることがある．「目が小さくなった」，「目が開けづらくなった」と訴える．

呼吸器症状

　リウマチ膠原病患者において急性〜亜急性の呼吸困難症状，低酸素血症がみられた場合には，下記の多くの鑑別診断が考えられる．速やかに入院対応可能な施設への転送を考慮する．

> ●パール 15　低 ADL に隠される呼吸困難感
> RA 患者，特に ADL が低い患者では，あまり息切れなどを訴えないことも多い．

パルスオキシメーターについての注意点

> 　パルスオキシメーター（経皮的動脈血酸素飽和度測定）は低酸素血症の把握にたいへん有用で広く用いられている．しかし，レイノー症状や指趾虚血を有する患者においては全身の低酸素血症がなくても局所の血流低下のみにより SpO₂ 値が低値となるため注意を要する．この場合，本人の全身状態や自覚症状，呼吸数，（もちろん，可能なら血液ガス所見）などが優先されるべきである．全身の低酸素血症がない場合，触診で冷感のない指（拇指が保たれている例が多い）や，測定センサーの形状によっては耳朶を測定部位として SpO₂ 測定を行うと正常範囲の SpO₂ 値が得られ，全身の低酸素血症の除外につながることがある．また，測定指の爪に青・緑・黒のマニキュアが塗布されている場合には酸素飽和度に誤差が生じることが知られている．

細菌性肺炎

　肺炎を疑う臨床像をみたら，リウマチ膠原病をもたない通常の患者と同様に市中肺炎を鑑別診断に入れる．市中肺炎の起因菌は免疫不全者でも大きくは変わらないとされている．すなわち，肺炎球菌，*Hemophilus influenzae*（インフルエンザ桿菌），モラクセラ，レ

ジオネラ，マイコプラズマ，クラミドフィラ（クラミジア）である（ステロイドなどで細胞性免疫が抑制されていると，レジオネラの重要性は高まるとされる）．そのうえでリウマチ膠原病に特有の鑑別診断をも考慮していくのがよい．

原因微生物推定の参考となる情報としての特殊病態下の肺炎（抄）

> 免疫抑制療法を受けている患者：ステロイドや抗TNFα製剤などの生物学的製剤などの細胞性免疫を抑制する治療を受けている患者では，結核，Pneumocystis jirovecii (Pneumocystis carrinii)，サイトメガロウイルス感染症を鑑別診断に入れる．

(日本呼吸器学会：成人市中肺炎診療ガイドライン．p49, 2007)[13]

●パール16　NSAIDにマスクされる発熱
RA患者はNSAIDを飲んでいることが多く（ER受診RA患者の74%），発熱がマスクされていることが多い．

間質性肺炎

RA	SLE	シェーグレン	強皮症	血管炎	PMR	筋炎	MCTD	ベーチェット	脊椎関節炎

- 典型的な細菌性肺炎では肺胞腔内が炎症の主座となるのに対して，肺間質（肺胞隔壁）に炎症を起こすものを間質性肺炎と総称する．通常両側性に同時に陰影が出現する．急性から慢性，また慢性の経過中に急性の増悪をきたす場合までさまざまな時間経過の病態がみられる．
- 明らかな背景疾患を有さずに間質性肺炎をきたす場合，「特発性間質性肺炎」とされる．リウマチ膠原病の中にはその部分症として間質性肺炎を生じうるものが少なくない．
- どんな基礎疾患で考慮すべきか：関節リウマチ，全身性強皮症，混合性結合組織病，多発性筋炎・皮膚筋炎，（血管炎症候群のうち）顕微鏡的多発血管炎．
- 病理組織学的にも炎症細胞浸潤から肺の線維化，構造改変まで幅広い病態を含む総称であることが，概念をわかりづらくしていることは否めない．しかし，それらをクリアカットに分類しきれないのも事実である．
- 原因としても上記リウマチ膠原病を背景とするもののほか，特発性，薬剤性のものもあり，さらにウイルス性肺炎やニューモ

シスチス肺炎（☞次項）など，間質性肺炎の病態を呈する肺感染症もあり，鑑別が容易でないことも多い．
- 肺の線維化や構造改変は不可逆性変化であり，病状が安定している時期にも主として背側・下肺野にラ音やX線上の陰影が残存する．このため，呼吸器症状の新出・増悪をきたした際の所見を，以前の聴診所見やX線写真などと比較できることが重要である．
- 鑑別診断としても，心不全やびまん性肺胞出血（☞p67），両側細菌性肺炎など広いため，疑われれば入院精査加療の可能な医療機関への速やかな移送を考慮する．
- 間質性肺炎の治療としては，大量ステロイド療法や免疫抑制薬を含む免疫抑制的療法が検討される．感染症との鑑別が難しい場合があるが，肺病変が感染症に起因する場合には免疫抑制的治療が逆効果となることが懸念され，臨床上のジレンマとなっている．

ニューモシスチス肺炎（PCP，旧名：カリニ肺炎）

- どんな基礎疾患で考慮すべきか：免疫抑制をきたす薬剤（**表9**）服用中の患者すべて．
- 現在は真菌に分類される *Pneumocystis jirovecii*（旧名 *Pneumocystis carinii*）による感染症とされる．
- 急性〜亜急性の呼吸困難，乾性咳嗽，発熱，低酸素血症をきたす．両肺にすりガラス影をきたすのが典型的であるが，淡すぎ

表9 免疫抑制をきたす薬剤（リウマチ膠原病に用いられるもの）*

ステロイド（☞p86）
免疫抑制をきたしうる抗リウマチ薬（☞p88〜89，92〜103）
メトトレキサート，レフルノミド，タクロリムス，ミゾリビン，生物学的製剤（インフリキシマブ，エタネルセプト，トシリズマブ，アダリムマブ，アバタセプト，ゴリムマブ，セルトリズマブ ペゴル，リツキシマブ），トファシチニブ
免疫抑制薬（☞p88〜94）
タクロリムス，シクロスポリン，シクロホスファミド，アザチオプリン，ミゾリビン，ミコフェノール酸モフェチル

*免疫抑制療法を行う患者ではST合剤少量（バクタ®1錠/日など）またはペンタミジン（ベナンバックス®）吸入によりニューモシスチス肺炎の予防が行われる．特に前者の予防効果は高い（☞p109〜110）．

- て単純X線では明らかな陰影として認められないこともある.
- HIV感染者やステロイド,免疫抑制薬内服中などの易感染性患者に発生する.リウマチ膠原病症例を含めた非HIV症例では比較的急性の経過を示し重症例が多い.
- 血清LDH高値,血清KL-6高値をきたすが,いずれも非特異的である.真菌マーカーの血漿β-Dグルカン[*1]高値,喀痰または気管支肺胞洗浄液のニューモシスチスDNA-PCRを参考にするが,PCRは保険未収載であり,かつこれらの検査はLDHを除いて当日に結果が判明しない施設がほとんどである.
- 疑われた場合には多くの症例で確定診断を待たずに治療開始されるのが現状である.スルファメトキサゾール・トリメトプリム(ST合剤;バクタ®)を一般細菌に対するよりも多い用量(9〜12錠/日)で用いて加療する(図5)(☞ p109).低酸素血症が強い症例ではステロイドの併用も行われる.
- リウマチ膠原病患者において急性〜亜急性の低酸素血症をきたした場合の鑑別診断の一つであり,重症例も少なくないため,疑われれば入院精査加療の可能な医療機関への速やかな移送を考慮する.

図5 ST合剤の用量

ニューモシスチス肺炎の治療 > 膀胱炎など一般細菌感染症の治療 > ニューモシスチス肺炎の予防

サイトメガロウイルス肺炎(CMV肺炎)

両側肺にすりガラス影〜浸潤影をきたしうるが,この臨床像は非特異的である.血中サイトメガロウイルス抗原陽性所見が診断に有用.治療は抗ウイルス薬(ガンシクロビル,ホスカルネット)が用いられる.

薬剤性肺炎

- 通常両側の肺が罹患する.幅広い領域の治療薬によるものが知られている.リウマチ膠原病領域の治療薬ではメトトレキ

[*1] 血漿β-Dグルカン:専用採血管が必要.多くの施設で院内測定はできない.

サート（☞ p88），レフルノミド（☞ p94），プシラミン（☞ p103），金チオリンゴ酸ナトリウム（☞ p104）で特に注意を要する．
- 一般に原因薬剤の中止（症例によってはさらにステロイドによる治療）により大半は軽快するが，重症度によっては大量ステロイド療法も考慮される．レフルノミドでは既存肺病変を有する例に生じた肺障害で多くの致命例が生じた．
- 多くのリウマチ膠原病疾患で原病の部分症としての間質性肺炎が類似の病態をきたしうることもあり，薬剤性か否かを含め鑑別診断に苦慮することも少なくない．疑われれば入院精査の可能な施設への速やかな移送を検討する．

肺高血圧症

| RA | SLE | シェーグレン | 強皮症 | 血管炎 | PMR | 筋炎 | MCTD | ベーチェット | 脊椎関節炎 |

- どんな基礎疾患で考慮すべきか[*2]：全身性強皮症，混合性結合組織病，全身性エリテマトーデスのおおよそ1割に認められる部分症である．
- 一次的には肺動脈内腔の閉塞が原因となる．初発する自覚症状は労作時息切れであるが，この症状で自覚される頃にはすでに病態は進行していると考えられている．上記の背景疾患を有する患者では心臓超音波検査にて推定右室収縮期圧（eRVSP）を測定することで無症状のうちからスクリーニング検査を行うのがよいと考えられている．eRVSPの高値例（例えば40 mmHg以上）では，右心カテーテル検査にて肺高血圧症の確定診断を試み，確定されれば血管拡張性の薬物治療が開始される．血清NT-ProBNP値もスクリーニングに有用とされている．
- プロスタノイド（ベラプロスト徐放錠，エポプロステノール持続静注）のほか，エンドセリン受容体拮抗薬（ボセンタン，アンブリセンタン），ホスホジエステラーゼ-5阻害薬（シルデナ

[*2] 関節リウマチや炎症性筋疾患（多発性筋炎，皮膚筋炎）症例でも認められることがある．これらの疾患では間質性肺炎を生じる患者も多い．間質性肺炎を含む肺疾患によっても肺動脈圧は上昇し肺高血圧状態となる．また慢性肺血栓塞栓症も肺高血圧症の原因となる．このため，肺高血圧と評価されたリウマチ膠原病患者においては，その病態生理（間質性肺炎の有無など）についての考察が必要となる．

フィル，タダラフィル）が経口薬として使用可能となってきており，治療介入が行いやすくなってきている．

びまん性肺胞出血

RA	SLE	シェーグレン	強皮症	血管炎	PMR	筋炎	MCTD	ベーチェット	脊椎関節炎

- どんな基礎疾患で考慮すべきか：全身性エリテマトーデス（SLE）(☞ p152)と，血管炎症候群のうちの顕微鏡的多発血管炎（MPA）(☞ p154)が，リウマチ膠原病領域におけるびまん性肺胞出血の主な原因疾患として知られる．
- 比較的急性に生じる呼吸困難感や血痰，喀血が生じる．胸部異常影の出現は一般に両側性である．肺毛細血管の異常による出血が主病態と考えられており，血算検査では貧血の新出ないし進行がみられる．SLE，MPA いずれに生じた場合でも重症病態であり，ステロイドパルス療法を至急開始し，免疫抑制薬の追加や血漿交換療法が考慮される．疑われた場合，専門医療機関への転送を急ぐ．

●パール 17　若い女性の血管症状
若年女性の肺塞栓や脳梗塞 → SLE，抗リン脂質抗体症候群を疑う．

気管支喘息[*3]

RA	SLE	シェーグレン	強皮症	血管炎	PMR	筋炎	MCTD	ベーチェット	脊椎関節炎

- 血管炎症候群のうち好酸球性多発血管炎性肉芽腫症（EGPA）には，原病の症状の一つとして気管支喘息がある．それ以外のリウマチ膠原病患者で気管支喘息がみられた場合には，偶然の合併と考える．
- また，稀な疾患であるが，再発性多発軟骨炎（☞ p157）では気管・気管支軟骨の支持性喪失による気道狭窄で喘息様症状の出現がありうる．

[*3]「喘息」症状は左心不全症状としても見られることは言うまでもない．一般的な左心不全の原因に加えて，全身性強皮症，多発性筋炎・皮膚筋炎，好酸球性多発血管炎性肉芽腫症では原病に起因する左心不全を生じうる．左心不全と考えられた場合には，循環器科的対応による循環動態の安定化が優先される．左心不全が原病増悪に起因すると考えられる場合には，さらに原病鎮静化を目的とした免疫抑制療法などが検討されることになる．

腹部症状

リウマチ膠原病患者は急性胃腸炎をはじめとした腹部の common diseases を一般と同様に生じうるわけであるが，さらに以下の鑑別診断を加えておくとよい．

腸炎 / 腸管血管炎

RA	SLE	シェーグレン	強皮症	血管炎	PMR	筋炎	MCTD	ベーチェット	脊椎関節炎

SLE（ループス腸炎），血管炎症候群〔結節性多発動脈炎（☞ p155），好酸球性多発血管炎性肉芽腫症（☞ p155），IgA 血管炎（☞ p157）〕，ベーチェット病：腹痛，下痢，嘔吐，下血，腹水貯留をきたしうる．重症例では腸管虚血，腸管穿孔もきたしうるため，急性発症，強い腹痛，イレウスなど病状が重い場合には急性腹症として精査加療の可能な医療機関への転送を急ぐ．腸管虚血では腹壁の筋性防御はみられなくてもよい．免疫抑制状態にあれば，特に下血の鑑別診断としてサイトメガロウイルス腸炎があげられる．

膀胱炎〔一般的な膀胱炎（細菌感染症）以外〕

RA	SLE	シェーグレン	強皮症	血管炎	PMR	筋炎	MCTD	ベーチェット	脊椎関節炎

SLE（☞ p152）（ループス膀胱炎）：症状は一般の細菌性膀胱炎に似た膀胱刺激症状だが，尿所見が正常な無菌性，間質性膀胱炎である．ステロイド療法が奏効するが，消化管症状の合併が多い特徴もあり，専門医療機関への紹介がよいであろう．

偽性腸閉塞

RA	SLE	シェーグレン	強皮症	血管炎	PMR	筋炎	MCTD	ベーチェット	脊椎関節炎

全身性強皮症（☞ p153），混合性結合組織病（☞ p153），SLE，皮膚筋炎：小腸，大腸の平滑筋機能の低下による．腹部膨満，悪心・嘔吐，イレウス症状，下痢，吸収不良による低栄養をきたしうる．保存的療法でも症状持続なら中心静脈栄養も考慮される．

精巣炎

RA	SLE	シェーグレン	強皮症	血管炎	PMR	筋炎	MCTD	ベーチェット	脊椎関節炎

結節性多発動脈炎（☞ p155）：精巣炎は単独で生じることもあり，精巣捻転症が鑑別にあがるため，泌尿器科へ速やかな紹介を考えるが，結節性多発動脈炎でもよく知られる症状であるため念頭におくとよい．

中枢神経症状

リウマチ膠原病患者であっても，中枢神経症状がみられた場合にはまずはcommon diseasesを念頭に置く．さらに，背景疾患によって下記の病態を鑑別診断に加えるとよい．いずれの病態においても，その後の対応について，速やかなリウマチ膠原病科への相談がなされてよい．

意識障害

RA	SLE	シェーグレン	強皮症	血管炎	PMR	筋炎	MCTD	ベーチェット	脊椎関節炎

common diseases
- AIUEOTIPS（**表10**）：全身性エリテマトーデス（☞ p152）や血管炎症候群（☞ p154）の一部における脳血管障害など，本表の病態がリウマチ膠原病の一病態として生じることもある．

表10　意識障害の鑑別診断"AIUEOTIPS"の一例

A	alcohol	□急性アルコール中毒　□ビタミンB₁欠乏症（ウェルニッケ脳症）　□アルコール離脱せん妄
I	insulin	□高血糖＝糖尿病性昏睡（ケトアシドーシス，高血糖高浸透圧昏睡）　□低血糖
U	uremia	□尿毒症
E	encephalopathy	□肝性昏睡　□高血圧性脳症　□浸透圧性脳症
E	electrolytes	□電解質異常（□高Na血症　□低Na血症　□高Ca血症　□低Mg血症）
E	endocrinology	□内分泌異常（下垂体，副腎，甲状腺，副甲状腺）
O	oxygen	□低酸素血症　□高炭酸ガス血症　□一酸化炭素中毒　□シアン中毒

O	over dose	□鎮静剤中毒　□トランキライザー中毒　□麻薬中毒
T	trauma	□脳振盪や頭蓋骨骨折を伴う外傷　□硬膜下血腫　□硬膜外血腫
	temperature	□偶発性低体温（外因，環境要因）　□高体温　□熱中症（外因，環境要因）
	TTP	□血栓性血小板減少性紫斑病（☞p71）
I	infection	□中枢性（□脳膿瘍　□髄膜炎　□脳炎） □全身性（□敗血症　□結核　□梅毒　□高齢者・アルコール依存症の肺炎）
P	psychiatric	□精神科疾患（□うつ状態　□統合失調症　□ヒステリー） □薬剤（中枢神経抑制薬）
	porphyria	□ポルフィリン症
S	shock	□心拍出量低下　□大量出血
	stroke	□くも膜下出血　□脳出血　□脳梗塞
	syncope	□房室ブロック　□洞不全症候群　□急性心筋梗塞　□心筋炎　□血管迷走神経性失神
	seizure	□てんかん

（聖路加国際病院内科レジデント編：内科レジデントマニュアル第7版．医学書院，p.21，2009より引用）

表11　中枢神経ループスの分類

中枢神経系	末梢神経系
・無菌性髄膜炎 ・脳血管障害 ・脱髄性症候群 ・頭痛 ・運動障害（舞踏病） ・脊髄症 ・痙攣発作性疾患 ・急性昏迷状態 ・不安障害 ・認知障害 ・気分障害 ・精神病性症状	・急性炎症性脱髄性多発根神経炎（ギラン-バレー症候群） ・自律神経障害 ・単神経炎（単発，多発） ・重症筋無力症 ・脳神経障害 ・神経叢炎 ・多発ニューロパチー

（ACR ad hoc committee on NPSLE nomenclature: The ACR nomenclature and case definition for NPSLE. Arthritis Rheum, 42: 599-608, 1999より作成）

rheumatic diseases

- 全身性エリテマトーデス（**表11**）：中枢神経ループス
- 全身性強皮症〔腎クリーゼ（☞ p153 脚注）の高血圧性脳症〕

全身性エリテマトーデス（☞ p152）自体に精神神経症状が知られている．ここでは1999年のアメリカリウマチ学会による分類（**表11**）を掲載するにとどめる．精神症状に応じた精神科的処方が行われるほか，病態によって高用量ステロイドや免疫抑制薬が用いられる．

血栓性微小血管障害（TMA）/血栓性血小板減少性紫斑病（TTP）

RA	SLE	シェーグレン	強皮症	血管炎	PMR	筋炎	MCTD	ベーチェット	脊椎関節炎

病態：微小血管障害における血栓形成に消費されて血小板減少が急速に進行するとともに，血栓を生じた微小血管を通過する際赤血球が機械的に破壊されて溶血性貧血を生じる．進行すると神経精神症状（日内変動のある意識障害，精神症状，頭痛），腎障害をきたし，さらに臓器梗塞を起こすと発熱がみられる．

誘発因子：背景疾患に全身性エリテマトーデス（☞ p152），全身性強皮症（☞ p153），薬剤にシクロスポリン（☞ p91），タクロリムス（☞ p92）が含まれる．

対応：少しでも疑われれば高度医療機関へ迅速に転送する．

頭痛＋発熱（頭痛のみは p72 も参照）

RA	SLE	シェーグレン	強皮症	血管炎	PMR	筋炎	MCTD	ベーチェット	脊椎関節炎

common diseases

- 感染性髄膜炎・脳炎，脳膿瘍
- 感冒，急性副鼻腔炎

rheumatic diseases

- 無菌性髄膜炎：シェーグレン症候群（☞ p154），全身性エリテマトーデス（☞ p152），混合性結合組織病（☞ p153），ベーチェット病（☞ p156）（神経ベーチェット病の急性型，**表12**），関節リウマチ（☞ p150）
- 血管炎症候群：側頭動脈炎※（☞ p156），多発血管炎性肉芽腫症（☞ p155）〔眼窩内腫瘤や肥厚性硬膜炎（次項）による〕
    ※リウマチ性多発筋痛症（☞ p157）では側頭動脈炎の合併

表12 神経ベーチェット病*

急性型　　　：頭痛，発熱，局所神経徴候
慢性進行型：進行性認知障害，失調症状（歩行障害，構音障害），失禁

*ベーチェット病の 10 〜 25％に認められる．

に注意．
- 薬剤性髄膜炎：非ステロイド性抗炎症薬で特に知られるが，頻度は1％未満．シェーグレン症候群（☞ p154），全身性エリテマトーデス（☞ p152），混合性結合組織病（☞ p153）でそのリスク増加あり．

肥厚性硬膜炎

RA	SLE	シェーグレン	強皮症	血管炎	PMR	筋炎	MCTD	ベーチェット	脊椎関節炎

脳・脊髄の硬膜の慢性炎症と肥厚により頭蓋内圧亢進・脳神経麻痺・脊髄障害をきたす比較的稀な病態．診断には頭部 MRI が有用．以下の背景疾患が知られる．
① 特発性
② 感染性（細菌，梅毒，結核，真菌）
③ リウマチ膠原病（サルコイドーシス，多発血管炎性肉芽腫症[*4]，顕微鏡的多発血管炎）
④ 腫瘍（悪性腫瘍の浸潤，髄膜腫）
⑤ その他（外傷，薬剤の髄腔内投与）

頭痛（発熱を伴うものは前々項も参照）

RA	SLE	シェーグレン	強皮症	血管炎	PMR	筋炎	MCTD	ベーチェット	脊椎関節炎

common diseases
- 一次性頭痛：片頭痛，緊張型頭痛，群発頭痛
- 二次性頭痛：脳出血，髄膜炎・脳炎・脳膿瘍，脳腫瘍，緑内障など

rheumatic diseases
- 関節リウマチ（☞ p150）の上位頸椎病変：後頭部痛
- 全身性エリテマトーデス（☞ p152）

---

*4　多発血管炎性肉芽腫症（GPA）：旧ウェゲナー肉芽腫症．

表13 高血圧性脳症

> 高血圧性脳症の症状としては頭痛，悪心・嘔吐，意識障害（傾眠・錯乱・昏迷・昏睡），視力障害〔視野のぼやけ，読字障害，閃輝暗点，皮質盲（黒内障）〕が知られ，これらは降圧により軽快する．高血圧性脳症の画像所見として MRI における posterior reversible encephalopathy syndrome（PRES）（**表14**）が知られる．
> リウマチ膠原病では強皮症腎クリーゼによる血圧上昇のために高血圧性脳症をきたしうる．

- 全身性強皮症（☞ p153）：強皮症腎クリーゼの高血圧性脳症（**表13**）
- 血管炎症候群：側頭動脈炎※（☞ p156），多発血管炎性肉芽腫症[*4]（☞ p155）〔眼窩内腫瘤や肥厚性硬膜炎（前項）による〕
  ※リウマチ性多発筋痛症では側頭動脈炎の合併に注意．
- 薬剤性頭痛：逆説的だが非ステロイド性抗炎症薬で 2〜3％に生じるというデータあり．

痙 攣

RA	SLE	シェーグレン	強皮症	血管炎	PMR	筋炎	MCTD	ベーチェット	脊椎関節炎

common diseases
- てんかん発作
- 非てんかん発作：脳血管障害，脳炎・髄膜炎，頭部外傷後，電解質異常，低血糖，肝性脳症，甲状腺機能異常症，アルコール中毒・離脱，ベンゾジアゼピン離脱など

rheumatic diseases
- 全身性エリテマトーデス（☞ p152）（表11）
- ベーチェット病（☞ p156）：神経ベーチェット病の急性型（表12）
- 血管炎症候群（☞ p154）
- posterior reversible encephalopathy syndrome（PRES）（**表14**）

巣症状

RA	SLE	シェーグレン	強皮症	血管炎	PMR	筋炎	MCTD	ベーチェット	脊椎関節炎

common diseases
- 脳梗塞

表14　posterior reversible encephalopathy syndrome（PRES）*

臨床症状：頭痛，視力変化，麻痺，半盲，悪心，全身痙攣，意識障害（〜昏睡），高血圧（中等度〜高度）
背景疾患：妊娠高血圧症候群，感染症・敗血症・ショック，自己免疫疾患（全身性強皮症，多発血管炎性肉芽腫症，SLE，結節性多発動脈炎），癌化学療法，移植，高血圧
MRI所見：対称性の局所脳浮腫所見．後頭葉に最も多くみられる．拡散強調画像が有用．病変は完全に可逆的．

*別名：reversible posterior leukoencephalopathy syndrome（RPLS）

- 脳出血

rheumatic diseases

- ベーチェット病（☞ p156）：神経ベーチェット病の急性型（表12）
- 全身性エリテマトーデス（☞ p152）（表11）
- 血管炎症候群（☞ p154）

●パール17　若い女性の血管症状（再掲）
若年女性の肺塞栓や脳梗塞→ SLE，抗リン脂質抗体症候群を疑う．

認知機能低下

RA	SLE	シェーグレン	強皮症	血管炎	PMR	筋炎	MCTD	ベーチェット	脊椎関節炎

common diseases

- 治療可能な認知症：正常圧水頭症，慢性硬膜下血腫，ビタミンB群欠乏症，甲状腺機能低下症，神経梅毒
- 認知症性疾患：アルツハイマー型認知症，脳血管性認知症，レヴィー小体型認知症など

rheumatic diseases

- ベーチェット病（☞ p156）：神経ベーチェット病の慢性型（表12）
- 全身性エリテマトーデス（☞ p152）（表11）

皮膚症状

　初発時の皮膚症状の再燃がみられることもあり，「2章 診断」の「皮膚症状」も参照のこと（☞ p16）．他に，経過中にみられる皮膚症状として以下をあげておく．

帯状疱疹[*5]

免疫抑制状態にある患者では複数回の発症もありうる．肺炎や脳炎が重篤な合併症として知られる．アシクロビル（ゾビラックス®），バラシクロビル（バルトレックス®）ともに，わが国でリウマチ膠原病に使用可能なステロイド・抗リウマチ薬・免疫抑制薬[*6] との相互作用の記載はなく，使用上の注意点は一般患者と同様である．

下腿潰瘍

RA	SLE	シェーグレン	強皮症	血管炎	PMR	筋炎	MCTD	ベーチェット	脊椎関節炎

血管炎症候群（☞ p154）や関節リウマチ（☞ p150）に伴う血管炎（リウマトイド血管炎）（☞ p150）により皮膚の虚血をきたして生じると考えられる．軽微な外傷の治癒遅延の過程で潰瘍化する場合もある．しばしば難治であり，リウマチ膠原病科のほか，専門診療科（皮膚科，形成外科）での加療が行われる．

リウマトイド結節

RA	SLE	シェーグレン	強皮症	血管炎	PMR	筋炎	MCTD	ベーチェット	脊椎関節炎

長期罹患の関節リウマチ（☞ p150）でみられる．物理的な刺激に対する過剰な反応として生じる弾性硬の皮下結節である．液体を容れるやや大きめの囊状病変の中に複数の小結節として触れる場合もある．肘や膝の伸側，後頭部などに多い．深部組織との間には，可動性を有する場合と癒着がみられる場合とがある．非典型例では他疾患との鑑別目的で生検を考慮する．荷重部位に生じるため，支障が大きければ外科的切除も考慮されるが，再燃もみられる．

●パール 18 肘伸側のリウマトイド結節
肘のリウマトイド結節では，患者は「骨が飛び出してきた」と訴える．

[*5] 特に経口低分子抗リウマチ薬トファシチニブ（☞ p102）では帯状疱疹の発症が多くみられることが明らかになっている．

[*6] リウマチ膠原病疾患の保険適用が近い将来に期待されるミコフェノール酸モフェチル（セルセプト®）とは，抗ウイルス薬と本剤双方の血中濃度の上昇が記載されている．

レイノー症状・指趾虚血（潰瘍，壊死）

RA	SLE	シェーグレン	強皮症	血管炎	PMR	筋炎	MCTD	ベーチェット	脊椎関節炎

- レイノー現象をきたしうる全身性強皮症（☞p153），全身性エリテマトーデス（☞p152），混合性結合組織病（☞p153）では，非炎症性の末梢循環障害により指趾虚血をきたし，血管拡張薬（カルシウム拮抗薬やACE阻害薬などの降圧薬を含む）や抗血栓薬が用いられる．
- 血管炎症候群（☞p154）〔特に結節性多発動脈炎（☞p155）〕では支配血管の血管炎による閉塞で指趾虚血をきたす．ステロイドや免疫抑制療法による血管炎の鎮静化が図られる．

大腿骨頭壊死（無腐性骨壊死）による股関節痛

RA	SLE	シェーグレン	強皮症	血管炎	PMR	筋炎	MCTD	ベーチェット	脊椎関節炎

リウマチ膠原病には関節症状をきたす疾患が多いが，それとは別に，大腿骨頭壊死／無腐性骨壊死について触れておく．

大腿骨頭壊死症は大腿骨頭の血流が悪くなり壊死に陥り，股関節の機能が失われる疾患である．SLEなどの基礎疾患に対するステロイドの全身投与に伴うものが問題であり，将来的に大腿骨頭置換術が必要となることが多い（☞p41）．早期診断にMRIが有用．他の部位にも生じうる．

第 7 章

妊娠・授乳

妊娠・授乳

 妊娠を考える前に

基本事項

- 妊娠可能年齢の女性では，挙児希望の有無を必ず確認する．
- 流産の自然発生率は 15％，先天異常の自然発生率は 3％ある．いずれも自然発生しうることを押さえておく必要があり，疾患や薬剤の影響が懸念される場合，患者・家族の相談において大前提となる知見である．

あらかじめ中止しておく必要のある薬剤

- メトトレキサート（リウマトレックス®）（☞ p88）：男女とも投与中および投与中止後 3 か月以上は避妊を要する．明らかな催奇形性が知られている．
- レフルノミド（アラバ®）（☞ p94）：催奇形性リスクが高いと考えられている．腸肝循環により体内に残存しやすいため，非常に長い半減期を有する．投与中止後，コレスチラミン（クエストラン®）による積極的な薬物除去を要する．
- シクロホスファミド（エンドキサン®）（☞ p89～90）：(1) 中止後 3 か月以降に妊娠するのがよいとする推奨がある．催奇形性が懸念される薬剤である．(2) 性腺毒性により男女とも妊孕性低下をきたしうる．
 （投与開始の判断は専門機関でなされるであろうから，この点については当該機関で患者側への情報提供を行う．）
- イグラチモド（ケアラム®/コルベット®）（☞ p106）：動物実験で催奇形性が報告されており，妊婦には禁忌とされる．世界で初めてわが国で 2012 年に上市された薬剤．妊娠前の必要休薬期間についての情報は得られていない．
- トファシチニブ（ゼルヤンツ®）（☞ p102）：催奇形性が知られている．

- ミゾリビン（ブレディニン®）（☞ p93）：動物実験で催奇形性が報告されており、妊婦には禁忌とされる。製薬会社は1か月の休薬を経ての計画的な妊娠を勧めている。
- ミコフェノール酸モフェチル（セルセプト®）[*1]：中止後6週間～3か月あけて妊娠することとされている。催奇形性リスクが知られている。

特に注意する疾患・病態

- 一般には、妊娠は関節リウマチ（☞ p150）の活動性を緩和するといわれるが、疾患制御に要していた治療薬を妊娠のために中止したことにより再燃することも考えられる。また、出産後の増悪も知られている。
- 妊娠は全身性エリテマトーデス（☞ p152）を増悪させるといわれているが、一定の条件を満たせば妊娠・出産は可能である。
- 肺高血圧症（☞ p66）、間質性肺炎（☞ p63）などにより心肺機能が著しく低下している場合には、妊娠・出産そのものが母体の生命予後に大きな影響をもたらしうるので、あらかじめ原疾患担当医との相談を要する。著しい肝機能低下、腎機能低下を有する症例についても同様である。
- 抗SS-A抗体を母体が有している場合〔シェーグレン症候群（☞ p154）、全身性エリテマトーデス（☞ p152）の母体に多いと考えられるが〕、胎児に心伝導障害や胎児水腫をきたす恐れがあるため、あらかじめ（偶発的な妊娠判明後であれば早めに）

表15 膠原病患者の妊娠・出産の容認条件

1. 病態がステロイド維持量で10か月以上寛解状態にあること
2. 膠原病による重篤な臓器病変がないこと
3. ステロイドによる重篤な副作用がないこと
4. 免疫抑制薬などの併用薬が妊娠中も継続可能であること
5. 抗リン脂質抗体、抗SS-A抗体、抗SS-B抗体は陰性であることが望ましいが、陽性の場合にはそのリスクについて説明され、患者・家族が理解していること
6. 出産後の育児が可能であること

（橋本博史：全身性エリテマトーデス臨床マニュアル 第2版. 日本医事新報社, 2011 より作成）

[*1] 近くリウマチ膠原病領域でも保険適用となることが期待されているため掲載した。

専門機関への受診を促すのがよい.
- 抗リン脂質抗体症候群（☞ p159）（原発性の場合も全身性エリテマトーデスに合併する場合もある）あるいは，これまで血栓症をきたしていなくても抗リン脂質抗体（**表16**）（抗カルジオリピン抗体，抗カルジオリピンβ2GP1抗体，ループスアンチコアグラント）を有する場合には，あらかじめ（偶発的な妊娠判明後であれば早めに）専門機関への受診を促す.

表16 抗リン脂質抗体を知るための検査*

- 抗カルジオリピン抗体 IgG
- 抗カルジオリピンβ2グリコプロテイン1（β2GP1）抗体
- ループスアンチコアグラント**（希釈ラッセル蛇毒時間法，リン脂質中和法）
- 梅毒血清反応の生物学的偽陽性***

　* 保険診療で測定できるものに限った.
　** ループスアンチコアグラントは，凝固検査を通じて抗リン脂質抗体を間接的に知るものであるため，凝固検査用の採血管（かつ，大きめのもの）を用いる点に注意.
*** ワッセルマン反応陽性，TPHA陰性

児に影響しうる母体血中の自己抗体

以下の自己抗体プロファイルが把握されていることが望ましい.

1）抗リン脂質抗体（抗カルジオリピン抗体，抗カルジオリピンβ2GP1抗体，ループスアンチコアグラント）

- 抗リン脂質抗体症候群（APS）（☞ p159）ではその一症状として流産をきたす.
- APSによる流産は，胎盤形成後の妊娠中期・後期に生じるのが特徴．妊娠初期に多い通常の流産と異なる点である.
- 習慣性流産の既往がある場合，ヘパリン皮下注による流産の予防治療が考慮される.
- APSはリウマチ膠原病のうち，特に全身性エリテマトーデス（☞ p152）にその合併が知られる.

2）抗SS-A抗体，抗SS-B抗体

- 抗SS-A抗体または抗SS-B抗体を有する母体から出生した児には，新生児ループスが発症しうることが知られている.
- 新生児ループスは皮疹，血球減少，肝酵素値上昇（以上，一過性），先天性完全房室ブロック（不可逆性）をきたしうる.

- 先天性完全房室ブロックは抗 SS-A 抗体または抗 SS-B 抗体を有する母体から出生する児の 100〜200 人に 1 人が発症する.
- 先天性完全房室ブロックを有する児の多くはペースメーカーを必要とする.

妊娠が判明したら

- リウマチ膠原病罹患や治療薬投与中であることだけでは, 妊娠中絶の絶対適応とはならない.
- リウマチ膠原病が安定している症例において妊娠判明を知りえた場合, リウマチ膠原病治療薬の継続可否について問題となる. 下記を参照のこと.

治療薬一般

1) 必ず中止するもの

本章冒頭の「妊娠を考える前に」の「あらかじめ中止しておく必要のある薬剤」(☞ p78) を参照.

2) わからないもの
- アバタセプト (オレンシア®) (☞ p99)
- トシリズマブ (アクテムラ®) (☞ p98)

3) 添付文書が「治療上の有益性が危険性を上回ると判断される場合にのみ投与」とされており, 妊娠判明時まで継続可能と考えられるもの
- ブシラミン (リマチル®) (☞ p103)
- インフリキシマブ (レミケード®) (☞ p96):ただし, 関節リウマチにおいてはメトトレキサートの併用が必須とされる. この場合は絶対禁忌である.
- エタネルセプト (エンブレル®) (☞ p97)
- アダリムマブ (ヒュミラ®) (☞ p98)
- ゴリムマブ (シンポニー®) (☞ p100)
- セルトリズマブ ペゴル (シムジア®) (☞ p101):胎盤細胞に結合する Fc 部分を欠く IgG 断片のため, 胎盤[*2]通過は著しく少ないとされる.

---

*2 胎盤の基本構造は妊娠 4 か月末までに完成する.

4) 添付文書上は「禁忌」ないし「投与しないことが望ましい」とされるが，文献や海外の資料により継続可能と考えられるもの

- サラゾスルファピリジン（スルファサラジン）（アザルフィジンEN®）（☞ p103）
- タクロリムス（プログラフ®）（☞ p92）
- シクロスポリン（ネオーラル®）（☞ p91）
- アザチオプリン（イムラン®/アザニン®）（☞ p90）

5) 添付文書上は「治療上の有益性が危険性を上回ると判断される場合にのみ投与」とされており，海外では安全とされているもの

- アセトアミノフェン（カロナール®）：海外文献では1～4gまでは安全とされる．
- プレドニゾロン（プレドニン®）：プレドニゾロン換算20 mg/日までは使用可能とされる（☞ p86）．メチルプレドニゾロン（メドロール®），デキサメタゾン（デカドロン®），ベタメタゾン（リンデロン®）には胎盤通過性が高いため使用を避ける*3．

6) 妊娠末期は禁忌であるもの

　非ステロイド性抗炎症薬（NSAID），アスピリン：胎児の動脈管早期閉鎖を生じるリスクがあり，妊娠末期は禁忌とされる．抗リン脂質抗体症候群（☞ p159）による習慣性流産対策で低用量アスピリンが用いられている場合には，使用継続される場合もあるが，その場合でも分娩1～2週前には出血リスクを考慮して中止される．

授 乳

- 授乳は，母子関係において心理から免疫まで多面的に重要な役割を果たす営みであるため，母体が常用薬を有するということだけで母乳栄養を禁ずることはできるだけ避けたい．
- 国立成育医療研究センターの〈妊娠と薬情報センター〉のホームページ（http://www.ncchd.go.jp/kusuri/lactation/druglist.html）に「授乳中の薬の影響」リストが掲載されている．
- 2014年3月23日現在，解熱・鎮痛薬のフルルビプロフェン

---

*3　子宮内の胎児に対する治療効果を期待して用いられることがある．

（フロベン®），ピロキシカム（バキソ®），ナプロキセン（ナイキサン®），ジクロフェナク（ボルタレン®），ケトプロフェン（カピステン®），インドメタシン（インテバン®），イブプロフェン（ブルフェン®），アセトアミノフェン（カロナール®），抗リウマチ薬のエタネルセプト〔エンブレル®（☞ p97）〕，インフリキシマブ〔レミケード®（☞ p96）〕が同ホームページの「安全に使用できると思われる薬」に掲載されている．

- 通常量のステロイド服用中の授乳は問題ないとされる．
- サラゾスルファピリジン（アザルフィジン EN®）（☞ p103）は授乳中も使用可能と考えられている．
- メトトレキサート（☞ p88）は，授乳中の投与可能性を示唆する意見もあるが，日本リウマチ学会のガイドラインでは授乳中の投与は禁忌とされている．

第 8 章

薬剤の種類と使用法

国内で使用可能なすべての薬剤の添付文書は，独立行政法人医薬品医療機器総合機構（PMDA）のホームページで，だれでも閲覧することができる．検索機能もあり便利である．

http://www.info.pmda.go.jp/psearch/html/menu_tenpu_base.html

薬剤の種類と使用法

治療薬

ステロイド（糖質コルチコイド）

副腎から分泌される副腎皮質ホルモンのコルチゾールを合成して用いたところ，関節リウマチ患者に著効したことが歴史的な背景で，以後広く用いられている．長期投与には副作用が多く，"症状をできるだけ和らげつつ，できるだけ投与量を減らす"のが原則である．ここでは，使用頻度の高いプレドニゾロン経口薬，メチルプレドニゾロン経口薬・静注薬を扱う．

●内服ステロイド
- 適応病態：非常に幅広い疾患に用いられるが，リウマチ膠原病領域では，関節症状，血管炎症状，筋炎症状のコントロールのために内服を行うことが多い．
- 頻用製剤：プレドニゾロン（PSL）とメチルプレドニゾロン（mPSL）が頻用薬である．プレドニゾロン（プレドニン®，プレドニゾロン®）には5 mg錠と1 mg錠があり注意を要する．

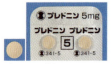

プレドニン®5 mg錠・シート

プレドニゾロン®1 mg錠・シート

メドロール®2 mg錠・シート

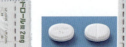

4 mg錠・シート

- プレドニゾロンとメチルプレドニゾロン（メドロール®）の換算：力価（薬効）の大まかな比較では，プレドニゾロン：メチルプレドニゾロン＝4：5と理解しておくとよい[*1]．処方変更の際にはこれを参考に投与量の変更が行われる．
- 具体的な投与量：投与は自然な糖質コルチコイドの分泌に沿って朝1回が原則だが，朝昼に分けることもある．症状の寛解のために投与されている場合，症状が夜間・朝に強ければ夕方以降の投与になる場合もある．
- 飲み忘れたとき：飲み忘れについては，気がついたらすぐに服用するのが原則である．
- 飲めないとき：内服できない場合には，すぐに医師に相談．急な中断は副腎不全を招く可能性がある．入院して点滴での投与が必要なケースも多い．
- 副作用：易感染性，糖尿病，中心性肥満，脂質異常症，緑内障，骨粗鬆症，精神不安定（不眠，ステロイド精神病），高血圧，無腐性骨壊死（☞p76）などに対して注意深い観察が必要である．

●ステロイドパルス療法

- 適応病態：重篤な臓器病変を有する全身性エリテマトーデス（SLE）（☞p152）や，全身性血管炎症候群（☞p154）に対する投与で良好な成績が得られており，これらを中心に汎用されている．予定投与の場合もあるが，臓器の虚血の進行防止や全身状態改善のため緊急での投与を行うこともある．
- 用いる薬剤とその量：ステロイドパルス療法とは，通常，メチルプレドニゾロン（ソル・メドロール®）1,000 mg/日を3日間投与することをいう．点滴静注で行う．
- 具体的な施行例とその間隔：通常3日間が1コース（1クールともいう）で，病態に応じて反復する．毎週行うこともある．

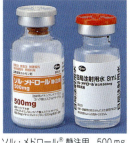

ソル・メドロール® 静注用 500 mg

[*1] すなわちプレドニゾロン5 mgとメチルプレドニゾロン4 mgが同力価と考えられている．

- 副作用：大量投与のため，高血糖，大量ステロイドによる凝固能亢進に起因する血栓症などが発症する可能性があり，予防目的でヘパリンを併用することがある．また長期的には無腐性骨壊死（☞ p76）の発症頻度の上昇などにも注意が必要である．

免疫抑制薬・免疫抑制性抗リウマチ薬

●リウマトレックス®/ メトレート®/ メソトレキセート®（メトトレキサート：MTX）

- 適応病態：関節リウマチ（☞ p150）に対する標準的治療薬として最も使用されており，その他の膠原病にも使用されることがある（"メソトレキセート® 2.5 mg 錠"は安価だが関節リウマチには未承認）．
- 具体的な内服例：内服は週1回（1～2日）となる．連日内服しないよう細心の注意を払う．
- フォリアミン®の併用について：メトトレキサートは葉酸代謝を

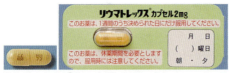

リウマトレックス® 2 mg カプセル・シート

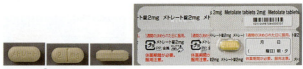

メトレート® 2 mg 錠・シート

メソトレキセート® 2.5 mg 錠

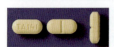 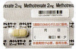 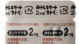

メトトレキサート「タナベ」® 2 mg 錠・シート

阻害することで薬効を発揮するといわれており，葉酸欠乏により胃腸障害，口内炎，肝障害などが生じることがある．それを防ぐためにフォリアミン®（葉酸）の内服を併用する（☞p108）．

- 注意すべき副作用：投与で最も問題となるのは骨髄抑制に伴う血球減少と薬剤性肺炎（☞p65）である．定期的な採血と，発熱，呼吸器症状（咳嗽，息切れ，低酸素血症など）に注意する．

> ● パール 19　口内炎とメトトレキサート（MTX）
> MTX 投与中の高齢者が，口内炎を訴えたら，歯科受診でなく採血を．

- 中止すべき状況：息切れ，咳嗽，発熱などに注意する．薬剤性の間質性肺炎，重度の骨髄抑制が疑われる場合には中止する．
- 使いにくい背景疾患：高齢者，肝障害，腎機能障害，間質性肺炎を有する者などでは慎重投与が必要である．
- 飲み忘れたとき：内服の間隔が狭まるのは問題なので，"1 回飛ばして次回から内服する" もしくは "気づいた当日から内服再開して，以降はその曜日に内服を変更する" の 2 通りが考えられる．くれぐれも，不足分を補おうとして毎日内服を続けるのは避けること．
- 飲めないとき：内服が不可能な場合には，短期的には中止して問題はない（継続して内服できない場合，食欲不振などで食事摂取が困難な場合には，早めに受診を勧める）．

● エンドキサン®（シクロホスファミド：CYC，CPA）内服

エンドキサン® パルス（次項参照）でも同等の効果があり，副作用がより少ないとの報告が得られているため，内服の適応範囲は狭くなっている．適応，長期的な副作用などはエンドキサン® パルスとほぼ同様であり，骨髄抑制などに注意が必要である．

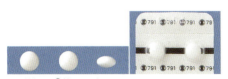

エンドキサン® 錠・シート

- ●エンドキサン®パルス療法（シクロホスファミド点滴静注：IVCY）
  - 適応病態：血管炎症候群（☞p154），全身性エリテマトーデス（☞p152）の中枢神経症状（☞p70 表11），腎炎に対する治療として行われることが多い．ステロイド単独では効果が不十分だったり，ステロイドとの組み合わせで十分な効果を発揮するために用いられる．
  - 体表面積換算について：投与量は身長・体重より割り出された推定の体表面積（m²）に基づいて調整される．
  - 具体的な施行例とその間隔：500 mg/m² を4週間隔で点滴静注する．年齢・症状により適宜増減される．
  - 注意すべき副作用：

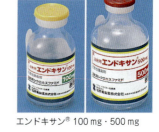

エンドキサン® 100 mg・500 mg

  - 施行中に起こりうるもの：血管外漏出が大きな問題である．シクロホスファミドは炎症性抗癌剤に属し，大量に血管外に漏出すれば強い炎症と痛みを発生する可能性がある．また，出血性膀胱炎予防のために尿量確保が必要であり，大量補液やメスナ（ウロミテキサン®）投与が行われる．
  - 血球減少について：シクロホスファミドは細胞傷害性抗癌剤であり，骨髄抑制の副作用がある．2週間ほどで骨髄抑制のピークがくるため，経過を追う必要がある．
  - やや長期的に注意を要するもの：長期的に副作用としてあがるのは，発癌性と不妊（☞p78）である．
  - 投与を見合わせるべき状況：感染症がみられるとき．血尿がみられ出血性膀胱炎などが疑われるとき．

- ●イムラン®／アザニン®（アザチオプリン：AZA，AZP）
  - 適応病態：関節リウマチ以外の膠原病．特に膠原病の寛解導入後の維持療法に用いられることが多い．
  - 具体的な内服例：50 mg 1日1回（適宜増減，最大3 mg/kg/日）
  - 注意すべき副作用：汎血球減少，肝障害，易感染性
  - 使いにくい背景疾患：肝障害，血球減少，フェブキソスタット

イムラン® 50 mg 錠・シート　　アザニン® 50 mg 錠・シート

（併用禁忌），アロプリノール併用時．
- 飲み忘れたとき，飲めないとき：スキップ可能．

●ネオーラル®（シクロスポリン：CyA，CsA）
- 適応病態：ベーチェット病（☞ p156），ループス腎炎*2（☞ 全身性エリテマトーデス，p152），血管炎症候群*3（☞ p154）などにおいて，ステロイドの減量を図りつつ病勢をコントロールするために使用されることが多い．
- 具体的な内服例：ネオーラル® カプセル（25 mg）4 カプセル分 2 朝夕食後　など．
- 中止すべき状況：急な骨髄抑制の進行，腎機能障害の進行などが

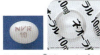

ネオーラル®10 mg カプセル・シート

ネオーラル®25 mg カプセル・シート

ネオーラル®50 mg カプセル・シート

*2 「ネフローゼ症候群」が保険適用．
*3 保険適用外．

あった場合には，減量もしくは中止を検討すべきである．
- **注意すべき副作用**：長期管理の面で問題なのは骨髄抑制と腎機能障害，肝障害，急性膵炎などである．定期的な採血でのモニタリングとともに，発熱，出血傾向（骨髄抑制），上腹部痛（急性膵炎）などの症状に注意するように指導する．
- 血中濃度採血時の注意：ネオーラル®の薬効を最大限に発揮させ，副作用を最小限に抑えるために，ピーク値とトラフ値の採血が必要である．ピーク値は1時間後，トラフ値は12時間後が目安．1日2回朝夕内服の場合，トラフ値採血のためには朝内服前の採血が必要となる．
- 使いにくい背景疾患：高齢者，腎機能障害を有する者などでは使用しにくい．
- 飲み忘れたとき：気がついたときにできるだけ早く1回分を服用する．ただし，次に服用する時間までに5時間以上あける．あけられないときはスキップして翌日分から通常どおり内服する．
- 飲めないとき：急に内服を中断しても直ちに生じる問題はないが，原疾患のコントロールがつかなくなる可能性が高い．早めに医師に相談すること．

●プログラフ®（タクロリムス：TAC）

- 適応病態：関節リウマチ（☞p150），ループス腎炎（☞全身性エリテマトーデス，p152）や難治性の多発性筋炎・皮膚筋炎[*4]（☞p153）やそれらに合併した間質性肺炎（☞p63）でも使用されることがある．
- 具体的な内服例：
  - 関節リウマチ・ループス腎炎：0.5 mg～3 mgを1日1回夕

 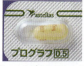 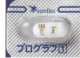

プログラフ® 0.5 mg カプセル・シート　　　1 mg カプセル・シート

---

*4　多発性筋炎・皮膚筋炎に合併する間質性肺炎は先発品プログラフ®のみ保険適用．

食後に内服する.
- 多発性筋炎・皮膚筋炎に合併する間質性肺炎：0.0375 mg/kg/回を1日2回朝夕食後内服．以後，内服直前の血中濃度が5〜10 ng/mLとなるよう投与量を調整する（上限0.3 mg/kg/日）．
- 中止すべき状況：感染症の併発や腎機能障害・肝障害が認められた場合は中止する．
- 注意すべき副作用と血中濃度採血について：特に腎障害には注意が必要で，予防のために血中濃度の測定による服用量の適正化と，定期的な腎機能検査が必要である．その他，糖尿病，高K血症．
- 使いにくい背景疾患：腎障害など．
- 飲み忘れたとき，飲めないとき：飲み忘れや具合が悪くて飲めない場合はスキップ可能．

●ブレディニン®*5（ミゾリビン：MZB，MZR）

- 適応病態：ループス腎炎（☞全身性エリテマトーデス，p152），関節リウマチ（☞p150）．
- 具体的な内服例：添付文書上は，1日3回，50 mgずつ内服するようになっているが，最近は有効性を考慮して150 mgを1日1回で内服することが多い．
- 中止すべき状況：感染症の併発や肝障害，骨髄抑制による血球減少などが認められた場合は中止する．
- 注意すべき副作用：食欲不振や嘔気などの副作用がよく認められ

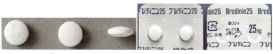

ブレディニン® 25 mg 錠・シート

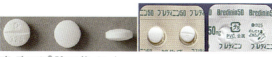

ブレディニン® 50 mg 錠・シート

*5 代表的なステロイドのプレドニン®と非常に紛らわしい商品名であり，注意を要する．

るが，骨髄抑制や肝障害には特に注意が必要．また尿酸値の上昇や高血糖が認められることもあり，定期的な血液検査が欠かせない．
- 使いにくい背景疾患：肝障害など．
- 飲み忘れたとき，飲めないとき：飲み忘れや具合が悪くて飲めない場合はスキップ可能．

●アラバ® （レフルノミド：LEF）
- 適応病態：関節リウマチ（☞ p150）．世界的に広く使用されている薬剤だが，わが国では市販後に致命例を含む薬剤性肺炎（☞ p65）の副作用が多く報告された．
- 具体的な内服例：1 日 1 回 10 ～ 20 mg を内服する．1 日 1 回 100 mg 錠 1 錠の 3 日間内服によるローディングは行われないことが多い．
- 中止すべき状況：呼吸困難感，空咳，血球減少，肝障害が生じたときなど．コレスチラミン（クエストラン®）による排泄促進を検討する．
- 注意すべき副作用：肺合併症や肝障害のある人への投与は特に注意が必要で，前述の薬剤性肺炎（☞ p65）のほか，重症の感染症や血液障害，肝障害が生じる場合もあり，定期的な血液検査が不可欠である．発熱，咳，呼吸困難や倦怠感など，些細な症状でも注意深く対応したい．
- 使いにくい背景疾患：肺合併症，肝障害．
- 飲み忘れたとき，飲めないとき：スキップ可能．

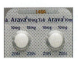
アラバ® 10 mg 錠シート

20 mg 錠シート

100 mg 錠シート

生物学的製剤

最新のバイオテクノロジー技術を駆使して開発された注射製剤．
- 適応疾患：関節リウマチ（☞ p150）に対して最も広く使用され，関節痛，関節腫脹，骨破壊の進行を強力に抑制する．そのほか，製剤により**表 17** に示す適応症を取得している．
- 投与時に気をつけること：点滴製剤と皮下注射製剤のいずれにお

表17 リウマチ性疾患に対する生物学的製剤とその保険適用

(2014年5月16日現在)

疾患 \ 一般名 (商品名)	インフリキシマブ (IFX) レミケード	エタネルセプト (ETN, ETA) エンブレル	アダリムマブ (ADA) ヒュミラ	トシリズマブ (TCZ) アクテムラ	アバタセプト (ABT) オレンシア	ゴリムマブ (GLM) シンポニー	セルトリズマブ ペゴル (CZP) シムジア	ウステキヌマブ ステラーラ***	リツキシマブ (RTX) リツキサン
関節リウマチ	○	○	○	○	○*	○	○		
若年性炎症性関節炎		○**	○	○					
ベーチェット病 ぶどう膜炎	○								
ベーチェット病 腸管型				○					
脊椎関節炎関連 強直性脊椎炎	○		○						
脊椎関節炎関連 乾癬 尋常性乾癬	○		○					○	
脊椎関節炎関連 乾癬 乾癬性関節炎	○		○					○	
脊椎関節炎関連 乾癬 膿疱性乾癬	○								
脊椎関節炎関連 乾癬 乾癬性紅皮症	○								
脊椎関節炎関連 炎症性腸疾患 クローン病	○		○						
脊椎関節炎関連 炎症性腸疾患 潰瘍性大腸炎	○		○						
血管炎症候群 多発血管炎性肉芽腫症									○
血管炎症候群 顕微鏡的多発血管炎									○

* AI(オートインジェクター)はRAのみ
** バイアル製剤のみ
*** ヒト型抗ヒトIL-12/23p40モノクローナル抗体

いても投与時反応(発熱,発疹,気分不快,搔痒感,注射部位の腫脹など)が認められることがある.また投与前に発熱・感染症などで体調不良の場合には,投与を中止することがある.

- 急性投与時反応(アナフィラキシー):投与直後から1〜2時間以内に発熱,胸痛,呼吸困難,低血圧/高血圧などの症状が認められる場合があり,稀に重篤なアナフィラキシーショックを呈することもある.投与初期は出現頻度が高いため,その時期は特に注意が必要である.
- 急性投与時反応(アナフィラキシー)の対処法:点滴製剤の場合は,投与速度の調整が必要であり,投与中止も検討する.アセトアミノフェン,抗ヒスタミン薬,ステロイドなどの投与や,重篤な場合にはエピネフリン皮下注射や酸素投与,ステロイド薬の静脈内投与を行う.
- すでに(生物学的製剤を)投与されている患者での注意点:投薬により免疫力の低下が顕著となる場合があり,感染症,特に細菌性肺炎やニューモシスチス肺炎,結核などを発症することがある.定期的な血液検査やX線検査で早期に対応できるように注意を払う.
- 投与を見合わせる状況:感染症を示唆する所見(発熱,X線像の異常,白血球数の異常など)[*6]を認める場合には,投与の中止を検討する.

●レミケード® (インフリキシマブ:IFX)

- キメラ型抗ヒトTNFαモノクローナル抗体
- 適応病態:関節リウマチ (☞ p150),ベーチェット病 (☞ p156) のぶどう膜炎,強直性脊椎炎 (☞ p152),乾癬,乾癬性関節炎 (☞ p152),クローン Crohn 病,潰瘍性大腸炎.
- 入院スケジュール:多摩総合医療センターでは,初回から3回目までは,投与時反応の出現を警戒して2泊3日の入院で行う.入院日に血液検査,胸部X線検査などを行い,問題がなければ2日目に薬剤を投与する.投与時反応の出現なく,体調変化が認められなければ,3日目の朝に退院する.
- 投与間隔:初回投与から2週間後に2回目,さらに4週間後(初

---

*6 トシリズマブ(アクテムラ®)投与患者では,感染症を発症していてもCRP高値,血沈亢進をきたしにくくなるので,これらが正常でも要注意である.

回から 6 週間後）に 3 回目を投与する．4 回目以降は 8 週間隔での投与が基本となる．3 回目までの入院で，特に有害な副作用が認められなかった患者は，当院では 4 回目以降は外来化学療法室での投与としている．

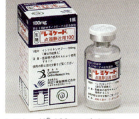

レミケード® 100 mg バイアル

- 具体的な投与例：関節リウマチの場合，3 mg/kg を注射用水で溶解し，生食水 250 mL で希釈して 2 時間以上かけて点滴静注する．4 回目以降に効果不十分または効果の減弱を認めた場合は，投与量の増量（条件により最大 10 mg/kg まで）や投与間隔の短縮（6 mg/kg までに限り可能．最短で 4 週間間隔）が可能である．
- 溶解時の注意：蛋白質製剤のため泡立ちやすく，泡に含まれた粉末はそれ以上の溶解が困難となる．溶解時には泡立てないように注意が必要である．

●エンブレル® （エタネルセプト：ETN，ETA）
- 完全ヒト型可溶性 TNFα/LTα レセプター
- 適応病態：関節リウマチ（☞ p150），（バイアル製剤のみ）若年性炎症性関節炎．
- 具体的な投与法：25 mg シリンジ製剤，50 mg のシリンジ製剤・ペン製剤があり，いずれも皮下注射により投与する．注射部位は大腿部，腹部，上腕部など．多摩総合医療センターでは外来看護師の指導により，ほとんどの患者が自己注射をしている．

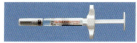

エンブレル® 25 mg シリンジ

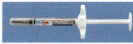

50 mg シリンジ

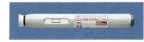

50 mg ペン

- 投与量・投与間隔：通常は 25 mg 製剤を週 2 回投与，または 50 mg 製剤を週 1 回投与する．病状や全身状態により，25 mg 製剤を週 1 回投与という場合もある．

● **ヒュミラ®（アダリムマブ：ADA）**
- ヒト型抗ヒト TNFα モノクローナル抗体
- 適応病態：関節リウマチ（☞ p150），尋常性乾癬，乾癬性関節炎（☞ p152），強直性脊椎炎（☞ p152），若年性特発性関節炎，腸管型ベーチェット病（☞ p156），クローン病，潰瘍性大腸炎．
- 具体的な投与法：40 mg シリンジ製剤を皮下注射により投与する．注射部位は大腿部，腹部，上腕部など．多摩総合医療センターでは外来看護師の指導により，ほとんどが自己注射している．

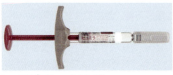

ヒュミラ® 40 mg シリンジ

- 投与量・投与間隔：40 mg 製剤を 2 週間に 1 回投与する．効果が不十分な場合は，1 回 80 mg まで増量することができる．

● **アクテムラ®（トシリズマブ：TCZ）点滴静注**[*7]
- ヒト化ヒト IL-6 レセプターモノクローナル抗体
- 適応病態：関節リウマチ（☞ p150），若年性炎症性関節炎，キャッスルマン Castleman 病．
- 入院スケジュール：多摩総合医療センターでは，初回から 3 回

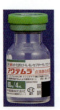 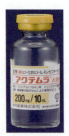 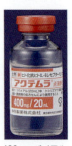

アクテムラ®　80 mg バイアル　　200 mg バイアル　　400 mg バイアル

---

*7　p96 脚注参照．

目までは投与時反応の出現を警戒して2泊3日の入院で行っている. 入院日に血液検査, 胸部X線検査などを行い, 問題がなければ2日目に薬剤を投与する. 投与時反応の出現なく, 体調変化が認められなければ, 3日目の朝に退院する.
- 投与間隔:初回投与から4週間おきに投与する. 3回目までの入院で, 特に有害な副作用が認められなかった場合は, 4回目以降は外来化学療法室での投与としている.
- 具体的な投与例:8 mg/kgを生食水100 mLで希釈し, 投与開始から15分間は10 mL/時で点滴静注する. 投与時反応などの副作用が認められなければ, 残りを45分で投与する.

●アクテムラ®(トシリズマブ:TCZ)皮下注射*8
- 適応病態:関節リウマチ(☞ p150).
- 具体的な投与法:162 mgシリンジ製剤または162 mgオートインジェクター製剤を皮下注射により投与する. 注射部位は大腿部, 腹部, 上腕部など. 多摩総合医療センターでは外来看護師の指導により, 原則自己注射としている.
- 投与量・投与間隔:162 mgを2週間に1回皮下注射する.

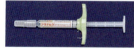
アクテムラ® 162 mgシリンジ

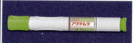
162 mgオートインジェクター

●オレンシア®(アバタセプト:ABT, CTLA4-Ig)点滴静注
- 適応病態:関節リウマチ(☞ p150)
- T細胞選択的共刺激調節剤
- 入院スケジュール:多摩総合医療センターでは, 初回から3回目までは投与時反応の出現を警戒して2泊3日の入院で行う. 入院日に血液検査, 胸部X線検査などを行い, 問題がなければ2日目に薬剤を投与する. 投与時反応の出現なく, 体調変化が

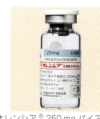
オレンシア® 250 mgバイアル

---

*8 p96脚注参照.

認められなければ，3日目の朝に退院する．
- 投与間隔・投与量：初回投与から2週後，4週後と投与し，以降は4週間隔で点滴静注する．1バイアル250 mg製剤を体重60 kg未満は2バイアル（500 mg），60～100 kg以下までは3バイアル（750 mg），100 kg超は4バイアル（1,000 mg）投与する．3回目までの入院で，特に有害な副作用が認められなかった場合は，4回目以降は外来化学療法室での投与としている．
- 具体的な投与例：上記の量の製剤を1バイアル当たり10 mLの注射用水（生食水も使用可）で溶解し，生食水100 mLで希釈して30分かけて点滴静注する．

●オレンシア®（アバタセプト：ABT，CTLA4-Ig）皮下注射

- 適応病態：関節リウマチ．
- 具体的な投与法：125 mgシリンジ製剤を皮下注射により投与する．注射部位は大腿部，腹部，上腕部など．多摩総合医療センターでは外来看護師による患者指導を行い，原則自己注射としている．
- 投与量・投与間隔：125 mg製剤を1週間に1回皮下注射する．初回の皮下注射の日に，前もってオレンシア®点滴静注製剤の投与が行われることもある．

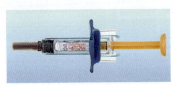

オレンシア® 125 mg シリンジ

●シンポニー®（ゴリムマブ：GLM）

- ヒト型抗ヒトTNFαモノクローナル抗体
- 適応病態：関節リウマチ．

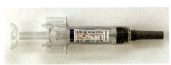

シンポニー® 50 mg シリンジ

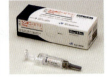

- 具体的な投与法：皮下注射（自己注射は認可されていない）．
- 投与量・投与間隔：50 mg 製剤 1 本を 4 週に 1 回皮下注（メトトレキサート併用時），あるいは 50 mg 製剤 2 本を 4 週に 1 回皮下注．
- 注意すべき副作用：感染症（日和見感染症を含む）．

●シムジア®（セルトリズマブ ペゴル：CZP）
- ペグヒト化抗ヒト TNFα モノクローナル抗体 Fab′断片
- 適応病態：関節リウマチ（☞ p150）
- 自己注射法：注射部位は大腿部，腹部，上腕部など．多摩総合医療センターでは外来看護師による指導の後，自己注射としている．
- 投与量・投与間隔：200 mg シリンジ製剤を初回，2 週後，4 週後に 2 本ずつ（400 mg）皮下注射し，以後 200 mg シリンジ製剤 1 本を 2 週間の間隔で皮下注射する．症状安定後には 1 回 400 mg（200 mg シリンジ 2 本）を 4 週間の間隔でも皮下注射できる．

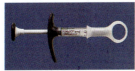

シムジア® 200 mg シリンジ

●リツキサン®（リツキシマブ：RTX）
- 抗 CD20 モノクローナル抗体
- 適応病態：元々は B 細胞性悪性リンパ腫の治療薬．難治性 ANCA 関連血管炎（☞ p154）（MPA，GPA），難治性ネフローゼに保険適用．全身性エリテマトーデス（☞ p152）の難治性病態にも使用（保険適用外）．
- 具体的な投与例：ANCA 関連血管炎でエンドキサン® パルス（☞ p90）などの免疫抑制薬投与によっても改善しない末梢神経障害例，肥厚性硬膜炎（☞ p72）合併例，エンドキサン® または免疫グロブリン大量療法（☞ p107）が使用できない例，SLE の難治性血球減少例，など．
- 投与量：体重と身長から体表面積を計算．375 mg/m² を 1 mg/mL になるように生食水あるいは 5％ブドウ糖液で調整．投与

30分前に抗ヒスタミン薬と消炎鎮痛薬服用を忘れないこと．最初の1時間は25 mL/時でゆっくりと．その後1時間ごとに100 mL/時，200 mL/時にスピードアップ可．
- 投与間隔：週1回で4回連続施行．

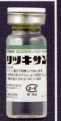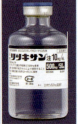

100 mg　　500 mg
リツキサン®（いずれも10 mg/mL）

経口分子標的薬

●ゼルヤンツ®（トファシチニブ：TOF）

経口の抗リウマチ薬．サイトカインの刺激を細胞内で伝えるJAK（ヤヌスキナーゼ）1，JAK2，JAK3を阻害することで炎症の過程を抑える．関節リウマチの疾患活動性を抑えるだけでなく，骨破壊の抑制が期待される薬剤である．
- 適応病態：関節リウマチ（☞ p150）〔週8 mgを超えるメトトレキサート（☞ p88）を用いても効果不十分な場合〕．
- 具体的な内服例：1回5 mg，1日2回．
- 中止すべき状況：重篤な感染症，好中球減少，リンパ球減少，貧血，悪性腫瘍．
- 注意すべき副作用：他の抗サイトカイン作用のある生物学的製剤と同様，その機序から感染症の発現には十分気をつけなければならない．他に，肝障害，血球減少など．
- 使いにくい背景疾患など：重篤な感染症，非結核性抗酸菌症，肝障害，悪性腫瘍またはその最近の既往，前癌病変の存在，妊婦・授乳婦，白血球・好中球・リンパ球減少，貧血．
- 飲み忘れたとき：スキップする．
- 飲めないとき：休薬可．

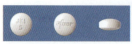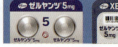

ゼルヤンツ® 5 mg錠・シート

免疫抑制を伴わない抗リウマチ薬

●リマチル® (ブシラミン：BUC, Buc)
- 適応病態：関節リウマチ（☞ p150）.
- 具体的な内服例：100～200 mg, 分2 朝夕食後.
- 中止すべき状況：新しい蛋白尿, 肺病変の出現.
- 注意すべき副作用：蛋白尿, 黄色爪症候群（胸水貯留, 黄色爪）.
- 使いにくい背景疾患：ネフローゼ症候群.
- 飲み忘れたとき, 飲めないとき：スキップしてよい.

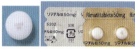

リマチル®50 mg錠・シート　　　100 mg錠・シート

●アザルフィジンEN® (サラゾスルファピリジン, スルファサラジン：SASP, SSZ)
- 適応病態：関節リウマチ（☞ p150）.
- 具体的な内服例：1日 1,000 mgを朝, 夕食後に2回に分けて内服する.
- 注意すべき副作用：発疹, 痒み, 嘔気・嘔吐, 食欲不振などが比較的多く認められる. 発疹は稀に全身に広がることがある. また白血球や血小板が減少する血液障害にも注意が必要である.
- 中止すべき状況：発疹が認められた場合は服用を中止する. また発熱や倦怠感, 嘔吐が続く場合など, 体調が思わしくないときには服用をいったん中止したうえで, 早めに受診するよう促す必要がある.
- 使いにくい背景疾患：腎疾患, 肝疾患がある場合には慎重に投与する. 妊娠中でも服用を継続する場合があるが, 授乳中は控えることが多い.
- 飲み忘れたとき, 飲めないとき：スキップしてよい.

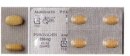 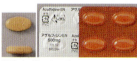

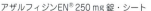

アザルフィジンEN®250 mg錠・シート　　　500 mg錠・シート

●シオゾール® (金チオリンゴ酸ナトリウム:GST)

- 適応病態:関節リウマチ (☞ p150).
- 具体的な投与例:筋注する. 10 mg を 1〜2 週に 1 回投与で開始し, 1〜4 回投与後に副作用がなければ 25 mg に増量し, さらに 1〜4 回投与した後に 50 mg に増量する. 最近は少量でも効果が確認され, 毎週 1 回 10 mg, あるいは 2 週に 1 回 25 mg を継続投与する場合もある. 自己注射はできない.
- 注意すべき副作用:皮疹, 掻痒感, 悪心, 倦怠感などの症状や, 腎障害(血尿, 蛋白尿), 肝障害などが出現する場合がある. アナフィラキシーショックや皮膚粘膜眼症候群, 無顆粒球症, 薬剤性肺炎 (☞ p65) など, 稀に重篤な副作用が出現する場合もあり注意が必要である.
- 中止すべき状況:皮疹, 掻痒感, 悪心などの軽微な副作用は用量依存性であることから, 投与量を減量して使用することがあるが, 臓器障害が疑われる場合には投与を中止する.
- 使いにくい背景疾患:肝障害, 腎機能障害, 心不全, 潰瘍性大腸炎などがある患者や, 妊婦・授乳婦には使用することができない. また蕁麻疹や乾癬などの慢性皮疹が存在する場合や高齢者には慎重に投与する必要がある.

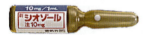
シオゾール® 10 mg アンプル

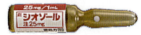
25 mg アンプル

●メタルカプターゼ® (ペニシラミン:D-Pc)

- 適応病態:関節リウマチ (☞ p150)(銅が肝臓に沈着するウィルソン Wilson 病にも使用される). 全身性強皮症に用いられた歴史をもつ.
- 内服例:1 回 100 mg を 1 日 1〜3 回 (最大 600 mg).
- 副作用:皮疹, 蛋白尿, 骨髄抑制など. 腎障害, SLE 患者, 金

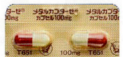
メタルカプターゼ® 100 mg カプセル・シート

製剤使用中などは禁忌.
- 飲み忘れたとき：次回から通常どおり内服.
- 飲めないとき：中止可.

●リドーラ®（オーラノフィン）

- 適応病態：関節リウマチ（☞ p150）.
- 具体的な内服例：6 mg 分2 朝夕.
- 中止すべき状況：重篤な副作用発生時.
- 注意すべき副作用：薬剤性肺炎（☞ p65），再生不良性貧血，ネフローゼ症候群.
- 使いにくい背景疾患：他の金製剤へのアレルギーのある患者，ネフローゼ症候群.
- 飲み忘れたとき：スキップしてよい.
- 飲めないとき：中止してよい.

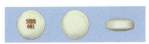

リドーラ® 3 mg 錠・シート

●オークル®/モーバー®（アクタリット）

- 適応病態：関節リウマチ（☞ p150）.
- 具体的な内服例：300 mg 分3.
- 中止すべき状況：重篤な副作用発生時.
- 注意すべき副作用：ネフローゼ症候群，薬剤性肺炎（☞ p65），再生不良性貧血，肝障害.
- 使いにくい背景疾患：肝障害，腎障害，消化性潰瘍.

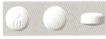 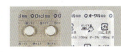

オークル® 100 mg 錠・シート

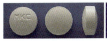

モーバー® 100 mg 錠・シート

- 飲み忘れたときの対処例：スキップしてよい．
- 飲めないとき：中止してよい．

●カルフェニール® （ロベンザリット）
- 適応病態：関節リウマチ（☞ p150）の治療薬の一つであるが，腎障害など重篤な副作用の報告があり，現在ではほとんど使用されていない．
- 具体的な内服例：240 mg 分 3．
- 飲み忘れたとき，飲めないとき：スキップ可．

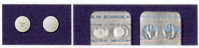

カルフェニール® 40 mg 錠・シート

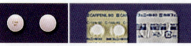

カルフェニール® 80 mg 錠・シート

●ケアラム®／コルベット® （イグラチモド）
- 適応病態：関節リウマチ（☞ p150）．
- 具体的な内服例：25 mg 分 1 朝食後．4 週以上経過したら 50 mg 分 2 朝夕食後．
- 中止すべき状況：肝障害，汎血球減少，白血球減少，消化性潰瘍および感染症を合併した場合は中止する．
- 注意すべき副作用：肝障害，汎血球減少，消化性潰瘍，感染症など．
- 使いにくい背景疾患：ワルファリン内服時（併用禁忌），肝障害（重篤な肝障害合併時は使用禁忌），消化性潰瘍（治療中は使用禁忌，既往のみでも慎重投与）．
- 飲み忘れたとき：スキップしてよい．
- 飲めないとき：休薬してよい．

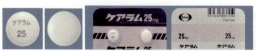

ケアラム® 25 mg 錠・シート

その他の治療

免疫グロブリン大量療法（IVIG）

- 適応疾患：多発性筋炎/皮膚筋炎（☞ p153），好酸球性多発血管炎性肉芽腫症[*9]，ギラン-バレー Guillain-Barré 症候群，慢性炎症性脱髄性多発根神経炎，特発性血小板減少性紫斑病，天疱瘡，川崎病．
- 具体的な投与例：0.4 g/kg/日を5日間連続（体重50 kg だと20 g/日を5日間連続）6～8時間かけて投与する．
- 投与を見合わせるべき状況：IgA 欠損症（患者抗 IgA 抗体が製剤中の IgA と反応する）．
- 副作用：
  - 投与中：投与時反応（頭痛，発熱，悪寒，時にアナフィラキシー様症状），血栓症（脳梗塞，心筋梗塞），急性腎不全．
  - 対処法：投与時反応は投与速度を落とす，またはいったん中止で改善する．抗ヒスタミン薬やステロイドも有効．

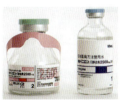

献血ベニロン®-I 静注用〔チャーグ-ストラウス症候群（好酸球性多発血管炎性肉芽腫症）に保険適用あり〕

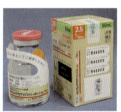

献血ヴェノグロブリン® IH（皮膚筋炎/多発性筋炎に保険適用あり）

血液浄化療法

●免疫吸着療法
- 適応病態：全身性エリテマトーデス（☞ p152），悪性関節リウマチ（☞ p150）．

[*9] 好酸球性多発血管炎性肉芽腫症（EGPA）：旧名チャーグ-ストラウス症候群．

- 具体的な方法：
  - 準備：血管の乏しい患者では透析カテーテルを事前に挿入（内頸静脈や大腿静脈）．動脈や静脈を刺す場合は，1〜2時間前からペンレス® テープを貼ることがある．
  - 施行専門科・場所：腎臓内科・透析室．
  - 1回にかかる時間：2時間程度．
- 施行間隔：週1回（全身性エリテマトーデスは月4回が限度）．
- 注意すべき副作用：実施中の血圧低下，気分不良．穿刺部位の血腫や感染．
- 行いにくい状況・背景疾患：血圧低下時や出血傾向のあるとき．
- その他の注意点：透析カテーテル挿入例では週に1回しか使用しないので，閉塞予防に定期的なヘパリンフラッシュが必要．

●白血球除去療法：LCAP

- 適応病態：関節リウマチ（☞ p150），潰瘍性大腸炎．
- 具体的な方法：
  - 準備：血管の乏しい患者では透析カテーテルを事前に挿入（内頸静脈や大腿静脈）．動脈や静脈を刺す場合は，1〜2時間前からペンレス® テープを貼ることがある．
  - 施行専門科・場所：腎臓内科・透析室．
  - 1回にかかる時間：2時間程度．
- 施行間隔とその回数：週1回，5週で1クール．
- 注意すべき副作用：実施中の血圧低下，気分不良．穿刺部位の血腫や感染．
- 行いにくい状況・背景疾患：血圧低下時や出血傾向のあるとき．
- その他の注意点：透析カテーテル挿入例では週に1回しか使用しないので，閉塞予防に定期的なヘパリンフラッシュが必要．

副作用予防薬

メトトレキサート副作用予防対策

●フォリアミン®（葉酸）
- 適応病態：葉酸を補う薬剤である．メトトレキサート（リウマトレックス®/メトレート®）（☞ p88）内服中の口内炎，肝障害予

防に用いる.
- 具体的な内服例：メトトレキサート内服日の1〜2日後に週1回内服する．フォリアミン® 5mg 1錠 分1 朝，週1回．
- 中止すべき状況：特にない．
- 注意すべき副作用：特にない．
- 使いにくい背景疾患：特にない．
- 飲み忘れたとき：翌週から決められたとおりに内服する．
- 飲めないとき：スキップしてもよい．

フォリアミン® 5mg錠

日和見感染対策

●バクタ®（スルファメトキサゾール＋トリメトプリム：ST合剤, SMX/TMP）

- 目的：ニューモシスチス肺炎（☞ p64）の予防または治療．
- 適応病態：ステロイドの中等量使用時．特に免疫抑制薬を併用時．
- 具体的な内服例（☞ p65 図5）：腎機能障害時は下記よりも減量することがある．
  - 予防投与時：1錠連日または2錠/日を週3回など．
  - 一般細菌感染治療時：4錠 分2 朝夕．
  - ニューモシスチス肺炎治療時：9〜12錠 分3 朝昼夕．
- 中止すべき状況：薬疹などのアレルギー症状の出現，重篤な血球減少．
- 注意すべき副作用：重症薬疹，血球減少，電解質異常．
- 使いにくい背景疾患：葉酸欠乏症，G6PD欠損症（遺伝性溶血性疾患），腎障害．
- 飲み忘れたとき：予防内服ならスキップ可．ニューモシスチス肺炎時は時間をずらして内服．
- 飲めないとき：予防内服時は中止可．ニューモシスチス肺炎時は同じ成分の点滴静注（バクトラミン®）に変更する．バクトラミン® 1A＝バクタ® 1錠．

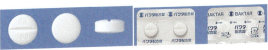

バクタ®配合錠

●ベナンバックス®(ペンタミジン)吸入

- 目的:ニューモシスチス肺炎(☞p64)の予防.
- 適応病態:ステロイドの中等量使用時.特に免疫抑制薬を併用時.
- 具体的な吸入例:300 mgを生食水20 mLに溶解し,月に1回程度吸入.万遍なく行き渡るように体位変換をしながら吸入する.
- 注意すべき副作用:咳,喘息〔その傾向がある場合は気管支拡張薬(ベネトリン®など)を事前に吸入〕.
- 使いにくい背景疾患:換気障害が重症の患者(Pao₂ 60 mmHg以下).薬剤が十分に拡散しない可能性がある.

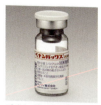

ベナンバックス®
300mgバイアル

●ベナンバックス®(ペンタミジン)点滴静注

- 目的:ニューモシスチス肺炎(☞p64)の治療.
- 適応病態:ニューモシスチス肺炎の治療を要するが,バクタ®,バクトラミン®が使えないとき.
- 具体的な吸入例:1日1回3〜4 mg/kg点滴静注.注射用水3〜5 mLに溶解後,ブドウ糖液または生食水50〜250 mLに希釈し1〜2時間かけて点滴静注.

  ※生食水,ブドウ糖液などで直接溶解すると懸濁・固化することがあるので,まず注射用水で溶解.

- 注意すべき副作用:好中球減少症,低血糖・高血糖,肝障害,膵炎,貧血,低ナトリウム血症,稀に心毒性(徐脈,QT延長,心室性不整脈).
- 使いにくい背景疾患:腎障害,肝障害,低血圧,血球減少,糖尿病.

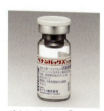

ベナンバックス®
300mgバイアル

●イスコチン®(イソニアジド:INH)

- 目的:結核治療薬.ここでは潜在性結核の治療薬として扱う.
- 適応病態:生物学的製剤(☞p94)を使用する際にツベルクリン陽性(図6)や結核の既往があるなど,結核発症のリスクが高い患者に用いる.生物学的製剤使用3週間前から開始し,6〜9か月間の内服とする.

- 具体的な内服例：
  - 潜在性結核治療時：イスコチン® 100 mg 3 錠（低体重者では 5 mg/kg）分 1 朝を 6〜9 か月間.
    ※結核治療時は必ず他の抗結核薬を併用する.
  - 末梢神経障害予防目的にビタミン B6：ピリドキサール（ピドキサール®）30 mg 1 錠 分 1 朝 併用することが多い.
- 中止すべき状況：副作用がでたとき.
- 注意すべき副作用：肝障害, 末梢神経炎など.
- 使いにくい背景疾患：肝障害があるときなど.
- 飲み忘れたとき：翌日より決められたとおりに内服する.

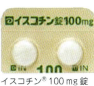

イスコチン® 100 mg 錠

図6 ツベルクリン反応強陽性の一例

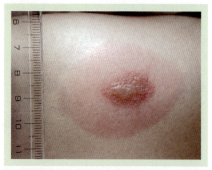

(国立病院機構相模原病院 當間重人先生のご厚意による)

第 9 章

各種薬剤と抗リウマチ薬・免疫抑制薬との相互作用

　リウマチ膠原病患者さんから,「風邪をひき,地域のクリニックを受診しようとしたが,リウマチ膠原病に対して服用している薬との飲み合わせを心配されて診療を受けられなかった」という話をときおり聞かされる.

　相互作用は確かに注意すべきであるが,発熱している状態で遠方のリウマチ膠原病専門施設まで受診しなければならない患者さんもつらい.

　この章では,リウマチ膠原病診療に用いられる抗リウマチ薬・免疫抑制薬の添付文書から他剤との相互作用についてすべて抜き出して一覧表にしてある.

　自家薬籠中の薬について偶数ページ左側のリストに目を通していただくと,リウマチ膠原病に対する処方との相互作用の有無が一目でわかる.

　なお,添付文書の記載は,個々の薬剤名の場合と薬剤カテゴリーの場合とがあるため,本章の表の左側リストではこれらを入れ子構造にする工夫をしてある.

抗リウマチ薬と併用禁忌または相互作用のある薬剤

リウマチ膠原病の患者が受診し，薬の処方をするときなどに役立てていただきたい．「抗リウマチ薬・免疫抑制薬」は商品名で，左側の「各種薬剤」は一般名で記してある．

×：禁忌，△：慎重・注意投与．（ただし，△には効果減弱や増強があり，臨床での意義については症例ごとに考える必要があるので，添付文書などを参照されたい．）

抗リウマチ薬 免疫抑制薬 (商品名) 各種薬剤 (一般名)		免疫調整薬								免疫	
		シオゾール	メタルカプターゼ	カルフェニール	リドーラ	オークル、モーバー	リマチル	アザルフィジンEN	ケアラム、コルベット	プレディニン	リウマトレックス
ワクチン	生ワクチン									×	×
	不活化ワクチン									△	
抗凝固薬	ワルファリン				△			△	×		
	ヘパリン										
	ダビガトラン										
抗血小板薬	チクロピジン										
循環器・降圧薬	ボセンタン										
	アンブリセンタン										
	カリウム保持性利尿薬										
	チアジド系利尿薬										
	フロセミド										

第9章 各種薬剤と抗リウマチ薬・免疫抑制薬との相互作用

	抑制薬				生物学的製剤								*
アラバ	プログラフ	イムラン、アザニン	ネオーラル	エンドキサン	レミケード	エンブレル	ヒュミラ	アクテムラ	オレンシア	シンポニー	シムジア	リツキサン	ゼルヤンツ
	×	×	×	×	×	×	×	×	×	×	×	×	△
	△	△	△		△							△	
		△											
			△										
				△									
			△										
	×			×									
			△										
	×		△										
			△										
			△										

＊経口分子標的薬

×：禁忌，△：慎重・注意投与．（ただし，△には効果減弱や増強があり，臨床での意義については症例ごとに考える必要があるので，添付文書などを参照されたい．）

抗リウマチ薬 免疫抑制薬 （商品名） 各種薬剤 （一般名）		免疫調整薬								免疫	
		シオゾール	メタルカプターゼ	カルフェニール	リドーラ	オークル、モーバー	リマチル	アザルフィジンEN	ケアラム、コルベット	プレディニン	リウマトレックス
循環器・降圧薬	ジゴキシン							△			
	アミオダロン										
	β遮断薬										
	カルベジロール										
	カルシウム拮抗薬										
	ジルチアゼム										
	ニカルジピン										
	ベラパミル										
	ニフェジピン										
	カプトプリル										
	エナラプリル										
	アンジオテンシンⅡ受容体拮抗薬										
	アリスキレン										
	エプレレノン										
	トルバプタン										
免疫抑制薬／抗リウマチ薬	免疫抑制薬	△	△		△						
	ミコフェノール酸モフェチル										
	アザチオプリン								△		△
	シクロスポリン										
	タクロリムス										
	抗リウマチ薬										
	D-ペニシラミン	×			△						

第9章 各種薬剤と抗リウマチ薬・免疫抑制薬との相互作用

抑制薬					生物学的製剤								*
アラバ	プログラフ	イムラン、アザニン	ネオーラル	エンドキサン	レミケード	エンブレル	ヒュミラ	アクテムラ	オレンシア	シンポニー	シムジア	リツキサン	ゼルヤンツ
			△										
	△		△										
			△										
			△										
	△		△										△
			△										△
			△										
			△										△
			△										
		△	△										
		△	△										
			△										
			×										
	△		△										
			△										
△	△		△									△	
			△										
	×												
			×										
△													
		△											

*経口分子標的薬

×：禁忌，**△**：慎重・注意投与．（ただし，△には効果減弱や増強があり，臨床での意義については症例ごとに考える必要があるので，添付文書などを参照されたい．）

			免疫調整薬								免疫
各種薬剤 (一般名)		抗リウマチ薬 免疫抑制薬 (商品名)	シオゾール	メタルカプターゼ	カルフェニール	リドーラ	オークル、モーバー	リマチル	アザルフィジンEN	ケアラム、コルベット	プレディニン	リウマトレックス
抗リウマチ薬	抗リウマチ薬	金製剤		×								
		レフルノミド										△
		アバタセプト										
		サラゾスルファピリジン										
		メトトレキサート										
栄養／代謝／内分泌		経口鉄剤		△								
		亜鉛を含有する経口剤		△								
		葉酸							△			
		インスリン										
		スルホニルアミド系 経口糖尿病用薬							△			
		スルホニルウレア系 経口糖尿病用薬							△			
		レパグリニド										
		ピタバスタチン										
		ロバスタチン										
		HMG-CoA還元酵素 阻害薬										
		シンバスタチン										
		プラバスタチン										
		フィブラート系薬										
		エゼチミブ										
		プロブコール										

第9章 各種薬剤と抗リウマチ薬・免疫抑制薬との相互作用

抑制薬					生物学的製剤								*
アラバ	プログラフ	イムラン、アザニン	ネオーラル	エンドキサン	レミケード	エンブレル	ヒュミラ	アクテムラ	オレンシア	シンポニー	シムジア	リツキサン	ゼルヤンツ
					×								
		△				△							
		△						△					△
				△									
			△										
			×										
			×										
			△										
			△										
			△										
			△										
			△										
			△										

＊経口分子標的薬

×：禁忌，△：慎重・注意投与．（ただし，△には効果減弱や増強があり，臨床での意義については症例ごとに考える必要があるので，添付文書などを参照されたい．）

抗リウマチ薬 免疫抑制薬 （商品名） 各種薬剤 （一般名）	免疫調整薬								免疫	
	シオゾール	メタルカプターゼ	カルフェニール	リドーラ	オークル、モーバー	リマチル	アザルフィジンEN	ケアラム、コルベット	プレディニン	リウマトレックス
栄養／代謝／内分泌 コレスチラミン										
薬用炭										
フェブキソスタット										
アロプリノール										
プロベネシド											△
オキシトシン										
バソプレシン										
ブロモクリプチン										
オクトレオチド										
ランレオチド										
卵胞・黄体ホルモン剤										
ダナゾール										
抗腫瘍薬 エチニルエストラジオール										
メルカプトプリン							△			
メルファラン										
ポルフィマーナトリウム										△
ペントスタチン										
チオテパ										
アントラサイクリン系薬										
ドキソルビシン										
エピルビシン										

第9章 各種薬剤と抗リウマチ薬・免疫抑制薬との相互作用

抑制薬					生物学的製剤									*
アラバ	プログラフ	イムラン、アザニン	ネオーラル	エンドキサン	レミケード	エンブレル	ヒュミラ	アクテムラ	オレンシア	シンポニー	シムジア	リツキサン	ゼルヤンツ	
△														
△														
		×												
		△	△	△										
				△										
				△										
	△		△											
			△											
			△											
			△											
	△		△											
	△													
			△											
				×										
				△										
				△										
				△										
				△										

＊経口分子標的薬

×：禁忌，**△**：慎重・注意投与．（ただし，△には効果減弱や増強があり，臨床での意義については症例ごとに考える必要があるので，添付文書などを参照されたい．）

各種薬剤 (一般名)		免疫調整薬							免疫	
		シオゾール	メタルカプターゼ	カルフェニール	リドーラ	オークル・モーバー	リマチル	アザルフィジンEN	ケアラム、コルベット	プレディニン	リウマトレックス
抗腫瘍薬	イマチニブ										
	ダサチニブ										
	ドセタキセル										
	パクリタキセル										
	エベロリムス										
	抗悪性腫瘍薬										
抗菌薬	ペニシリン（ピペラシリンナトリウムなど）										△
	アミノグリコシド系抗生物質										
	テトラサイクリン										△
	クロラムフェニコール										△
	マクロライド系抗菌薬										
	エリスロマイシン										
	ジョサマイシン										
	クラリスロマイシン										
	スルフォンアミド系薬剤										△
	スルファメトキサゾール・トリメトプリム										△
	ノルフロキサシンなど										
	シプロフロキサシン										△

第9章 各種薬剤と抗リウマチ薬・免疫抑制薬との相互作用

抑制薬					生物学的製剤								*
アラバ	プログラフ	イムラン、アザニン	ネオーラル	エンドキサン	レミケード	エンブレル	ヒュミラ	アクテムラ	オレンシア	シンポニー	シムジア	リツキサン	ゼルヤンツ
			△										
			△										
			△										
			△										
			△										
				△									
	△		△										
			△	△									
			△										△
	△		△										△
		△	△										
	△												△
	△		△										
			△										△
			△										

＊経口分子標的薬

×：禁忌，▲：慎重・注意投与．（ただし，△には効果減弱や増強があり，臨床での意義については症例ごとに考える必要があるので，添付文書などを参照されたい．）

各種薬剤(一般名)		免疫調整薬								免疫	
	抗リウマチ薬 免疫抑制薬 （商品名）	シオゾール	メタルカプターゼ	カルフェニール	リドーラ	オークル、モーバー	リマチル	アザルフィジンEN	ケアラム、コルベット	プレディニン	リウマトレックス
抗菌薬	バンコマイシン										
	リファンピシン										
	リファプチン										
	キヌプリスチン・ ダルホプリスチン										
抗真菌薬	アゾール系抗真菌薬										
	イトラコナゾール										
	フルコナゾール										
	ボリコナゾール										
	アムホテリシンB										
	テルビナフィン										
	カスポファンギン										
抗ウイルス薬	HIVプロテアーゼ 阻害薬										
	リトナビル										
	サキナビル										
	ネルフィナビル										
	インジナビル										
	アタザナビル										
	テラプレビル										
	エトラビリン										
	ホスカルネット										
	リバビリン										
	ガンシクロビル										

第9章 各種薬剤と抗リウマチ薬・免疫抑制薬との相互作用

抑制薬					生物学的製剤								*
アラバ	プログラフ	イムラン、アザニン	ネオーラル	エンドキサン	レミケード	エンブレル	ヒュミラ	アクテムラ	オレンシア	シンポニー	シムジア	リツキサン	ゼルヤンツ
			△										
△	△		△										△
													△
			△										
	△		△										△
	△		△										△
	△		△										△
	△												△
	△		△										
			△										
			△										
	△		△										
	△		△										△
	△		△										△
	△												△
													△
													△
	△		△										△
			△										
			△										
		△											
			△										

*経口分子標的薬

×：禁忌，△：慎重・注意投与．（ただし，△には効果減弱や増強があり，臨床での意義については症例ごとに考える必要があるので，添付文書などを参照されたい．）

各種薬剤（一般名）		免疫調整薬							免疫	
		シオゾール	メタルカプターゼ	カルフェニール	リドーラ	オークル、モーバー	リマチル	アザルフィジンEN	ケアラム、コルベット	プレディニン	リウマトレックス
消化器	オメプラゾール										
	ランソプラゾール										
	シメチジン								△		
	マグネシウムまたはアルミニウムを含有する制酸薬		△								
	メトクロプラミド										
	メサラジン										
精神神経	バルビツール酸誘導体										△
	フェノバルビタール								△		
	トフィソパム										
	フルボキサミン										
	カルバマゼピン										
	フェニトイン				△						△
	ブロナンセリン										
	セイヨウオトギリソウ										
	モダフィニル										
	脱分極性筋弛緩薬（スキサメトニウムなど）										
その他	肝毒性薬剤										
	血液毒性薬剤										
	細胞傷害作用のある薬剤										

第9章 各種薬剤と抗リウマチ薬・免疫抑制薬との相互作用

抑制薬					生物学的製剤								*
アラバ	プログラフ	イムラン、アザニン	ネオーラル	エンドキサン	レミケード	エンブレル	ヒュミラ	アクテムラ	オレンシア	シンポニー	シムジア	リツキサン	ゼルヤンツ
	△												
	△												
													△
			△										
		△											
													△
	△		△	△									△
	△												
			△										△
	△		△										△
	△		△										△
			△										
	△		△										
			△	△									△
				△									
△													
△													
		△											

＊経口分子標的薬

×：禁忌，△：慎重・注意投与．(ただし，△には効果減弱や増強があり，臨床での意義については症例ごとに考える必要があるので，添付文書などを参照されたい．)

抗リウマチ薬 免疫抑制薬 (商品名) 各種薬剤 (一般名)	免疫調整薬							免疫	
	シオゾール	メタルカプターゼ	カルフェニール	リドーラ	オークル、モーバー	リマチル	アザルフィジンEN	ケアラム、コルベット	プレデニン	リウマトレックス
その他 骨髄抑制作用のある薬剤										
他剤との併用		△								
副腎皮質ホルモン										
非ステロイド性抗炎症薬								△		△
コルヒチン										
デフェラシロクス										
アセタゾラミド										
テオフィリン										
ナルフラフィン										
外用活性型ビタミンD₃製剤										
食事など アルコール常飲者										△
アルコール摂取										
グレープフルーツ										
グレープフルーツジュース										

第9章 各種薬剤と抗リウマチ薬・免疫抑制薬との相互作用

抑制薬					生物学的製剤									*
アラバ	プログラフ	イムラン、アザニン	ネオーラル	エンドキサン	レミケード	エンブレル	ヒュミラ	アクテムラ	オレンシア	シンポニー	シムジア	リツキサン	ゼルヤンツ	
		△												
			△	△										
			△											
			△											
			△											
			△											
			△											
			△											
△														
														△
		△	△											

*経口分子標的薬

第 10 章

病診連携の実際

10 病診連携の実際

 東京都多摩地区（東京都の23区と島嶼を除いた西側地域）は400万人の人口（ニュージーランドの人口に匹敵）を有しているが，それに比してリウマチ膠原病を扱える総合病院は少ない〔同じ東京都でも23区内（世界有数の大都会）と多摩地区（郊外〜山間部）では大きく異なる〕．東京都立多摩総合医療センターでは，リウマチ膠原病の高度医療機関としてできるだけ地域のニーズにこたえるため，地域の医療機関との連携を推進している．その実践も踏まえて，私見を交えたさまざまな地域医療連携の形を提示してみたい．その後に，病診連携において注意を要する点についていくつか触れる．

 関節リウマチ患者の病診連携については，エキスパートの意見を引用してみた（▶印）．

病診連携の諸型

 診療所における診療のウエイトが大きい順に，病診連携のタイプを並べてみると，①要時病院受診型，②キャッチボール型，③併診型，④要時診療所受診型となろう．

要時病院受診型

 定期的な診療がすべて診療所で行われているもの．入院を要する原疾患増悪や合併症，画像診断など診療所では困難な検査が必要な際に大病院を受診するタイプの病診連携．緊急対応を要する病態が生じた際の受け入れを円滑に進められるよう，普段からの良好な関係づくりが重要となる．

 大病院の専門医が診療所で出張外来を行うものは，要時病院受診型の亜型と考えられる．診療所側では診療所における専門医療の提供と大病院とのスムーズな連携，大病院側では医師の外勤先確保という双方のメリットがありうる．

 要時病院受診型の病診連携について触れたリウマチ医の言葉を以

下に引用する.

▶「リウマチセンターは手術,合併症,薬剤副作用,難治例など入院治療患者を対象とし,かかりつけ医は外来患者のリハビリテーション,薬剤処方,在宅ケア指導,心のケアなど外来部門を分担する」(2008年,村澤 章,新潟県)

キャッチボール型

一般に病診連携といわれると,このキャッチボール型が想起されることが多いであろう(**図7**).リウマチ膠原病,一般内科的診療の両方を病診いずれかがすべて担い,連携時には当該患者の治療は全面的にもう一方に移管されるものである.大病院でも一定の期間,外来診療が行われる点が,要時病院受診型と異なる点である.

静岡リウマチネットワークでは,浜松医科大学が中心となり,共通のフォーマットと共通の診療ガイドラインを作成し,関節リウマチ患者の情報共有と診療の標準化の試みが行われており興味深い.ただし大病院側は,ネットワーク維持に対して大きな労力を要するようである.キャッチボール型はしばしば投げたっきり,受け取ったきりとなり,そのときそのときの病状に応じた医療機関への連携が必ずしもうまくいかないことも多い.

キャッチボール型の病診連携について触れた各地のリウマチ医の言葉を以下に引用する.

▶「普段の診療はかかりつけ医で行われることが原則で,内科的

図7 キャッチボール型病診連携

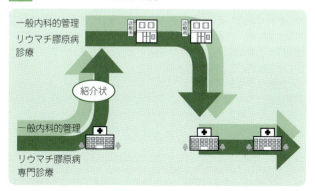

合併症の状態では内科専門医に，外科手術などの適応に関しては整形外科専門医との病診連携という形をとる」（1999 年，越智隆弘，大阪府）

▶「患者さんが診療所から病院に紹介され，検査で診断がつけば多剤療法で病気の頭を叩く．寛解期に入れば診療所へ」（2003 年，佐野 統，兵庫県）

▶「開業医の先生から紹介していただいた患者さんを再びお返しすることで病診連携のきずなが深まるのですが，専門医の治療を受けた患者さんはなかなか開業医の先生のもとへ帰りたがらないのが実状です．しかし，これでは本当の病診連携とは言えず，一方通行のままでは開業医の先生方の協力も得られません」（2006 年，本荘 茂，富山県）

▶「かかりつけ医は，自院で使用可能な DMARDs[*1] の効果が不十分と判断された患者は，専門医に紹介する．紹介を受けた専門医は薬剤の変更を検討し，DMARDs の変更ないし生物学的製剤の導入および安定するまでの治療を行う．かかりつけ医に逆紹介する場合は，変更した薬剤の有効性が確認され，副作用の発生の可能性が少ないと判断された状態になってからが望ましい」（2008 年，山﨑 秀，長野県）

▶「医師が共通の診療ガイドラインに基づいて診療を行い，医師間で診療レベルに大きな差がないことも重要である」（2010 年，小川法良，静岡県）

併診型

定期的な診療が，診療所と大病院双方で継続されているタイプの病診連携である．要時病院受診型は大病院受診が不定期である点で本型と異なる．さまざまな分業が考えられる．いずれの場合も，1 か所にまとめた院外薬局にも併用薬チェック機能をセーフネットとして持たせることが重要である．

● 関節リウマチ

関節リウマチは人口の 0.5 ～ 1％ にみられ，common disease に位置づけられることも少なくない．基本的に診療所で関節リウマチの治療まで行いながら，たとえば 3 か月に 1 回定期的に大病院

[*1] DMARDs（disease-modifying antirheumatic drugs：疾患修飾性抗リウマチ薬）：主に，生物学的製剤（☞p94）を含まない従来型抗リウマチ薬を指す．

の専門外来で病勢評価や副作用チェックを行う．治療方針については，別途双方の担当医で検討する場を設ける方法もある．自治医科大学が中心となってつくられた栃木リウマチネットワークでは，少人数での勉強会により個々の信頼関係が得られているようだ．しかしこの場合も大病院側のネットワーク維持に割く労力は小さくない．

● 関節リウマチ以外

より稀少な疾患については，原疾患の診療を大病院専門外来で行いながら，一般内科的管理などについては診療所が担当する方法が

図8 併診型病診連携導入の一例

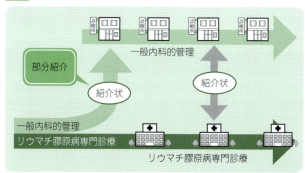

表18 併診型病診連携における一般内科的管理とリウマチ膠原病専門診療の分業

地域の診療所	大規模病院 / 専門診療科
・血圧，脂質，血糖 ・不眠症 ・便秘 ・花粉症 ・骨粗鬆症対策 ・ワクチン 　－インフルエンザワクチン 　－肺炎球菌ワクチン ・自治体検診 ・禁煙指導，歯周病予防 ・介護保険主治医意見書 ・ツベルクリン反応	・診断 ・初発時入院 ・リウマチ膠原病外来診療 　－ステロイド，免疫抑制薬 　－生物学的製剤投与 ・再燃時入院 ・リウマチ外科手術 ・合併症入院 ・緊急入院対応 　－急性発症 　－再燃 　－合併症

特に関節リウマチを除く，より稀少な疾患の際に適すると考えられる．

現実的な場合が少なくないかもしれない（**図8**）．多摩総合医療センターリウマチ膠原病科では，関節リウマチ以外の疾患の患者についても地域のかかりつけ医をもつよう勧めている（**表18**）．

● 高度都会型

リウマチ膠原病は多系統が罹患する全身疾患である．臓器系統別に担当医を持つ"高度都会型"とでもいうべき連携の方法もあろう．併診型の一亜型である．

併診型の病診連携に触れた各地のリウマチ医の言葉を以下に引用する．

▶「自己完結型の医療はもはや成り立たない時代である」「（内科系，整形外科系の診療所に通院中の患者に）数か月に1回病院へ来てもらい評価を行い，勉強会で検討する」（2006年，金物壽久，長野県）

▶「診療所はかかりつけ医として小回りのきく診療をすると同時に，患者の求める治療を行う（点滴皮下注の区別はしない）．大病院は初期治療を行い，その後は有効性の判定と副作用に対応する．副作用に対して24時間365日いつでも対応できるように体制を整える．大病院でも3〜4か月に一度は診療をする（すなわち行ったきりにはならない）」（2010年，簑田清次，栃木県）

要時診療所受診型

大病院の外来に通院中のリウマチ膠原病患者が，こまやかなケアが可能な診療所の長所を生かしたサポートを受ける場合である．

表19 免疫抑制療法中の予防接種

不活化ワクチンは接種可能
・インフルエンザワクチンは積極的に接種 ・肺炎球菌ワクチンは積極的に接種 ・B型肝炎ウイルスワクチン，ヒトパピローマウイルスワクチン*も接種可能
生ワクチンは避ける
・生ワクチン**：麻疹，風疹，おたふくかぜ，水痘帯状疱疹，黄熱，BCG，ロタ（経口），生ポリオ（経口）

＊2013年7月23日現在．ヒトパピローマウイルスワクチン（子宮頸癌予防ワクチン）接種の積極的な勧奨は差し控えられている．
＊＊2013年2月5日現在

表20　生物学的製剤開始前の結核スクリーニング

必須
・問診（既往歴，家族歴，接触歴） ・インターフェロンγ遊離試験（クオンティフェロン®，T-スポット®）またはツベルクリン反応* ・胸部X線撮影
必要に応じて
・胸部CT撮影
予防投与：結核感染リスクが高い患者
・生物学的製剤開始3週間前より ・イソニアジド内服を6〜9か月（原則として300 mg/日，低体重者には5 mg/kg/日に調節）

*ツベルクリン反応強陽性の一例については p112 に示した．
〔関節リウマチ（RA）に対する「TNF阻害薬使用ガイドライン（2014年改訂版）」，同「トシリズマブ使用ガイドライン（2013年改訂版）」，同「アバタセプト使用ガイドライン」，日本リウマチ学会〕

軽症の合併症（感冒，膀胱炎など）への対応や，インフルエンザなどのワクチン接種（**表19**），メトトレキサートや生物学的製剤の開始前の潜在性結核スクリーニングにおけるツベルクリン反応（間隔の短い2回の受診を要するため）（**表20，図9**）などでは，診療所の長所が存分に生かされるであろう．最近は画像診断専門クリニックも設けられている．大病院で外来画像検査の予約が取りづらい場合に活用される例がある．この場合，勤務医を事務手続きの煩雑さから開放する工夫が大病院側に求められる．

ワクチンであるが，不活化ワクチンは一般の接種時注意事項に留意すればよい．免疫抑制療法施行中の患者では，インフルエンザワクチン（毎シーズン前），肺炎球菌ワクチンの接種はむしろ推奨されている．免疫抑制療法施行中は生ワクチンは避ける（**表19**参照）．

病診連携における注意点

各処方の医学的な目的を明確に伝える

診療情報提供書に，個々の薬剤の処方目的が記載されることは少ない．しかし，レイノー症状（☞ p16，p76）緩和目的のカルシウ

図9　ツベルクリン反応依頼用診療情報提供書の一例

診療情報提供書

_____医院・クリニック　　　　　183-8524　東京都府中市武蔵台2-8-29
_____先生待史　　　　　　　　　東京都立多摩総合医療センターリウマチ膠原病科
　　　　　　　　　　　　　　　　　042-323-5111（代）

　　　　　　　　　　　　　　　　　日付印　平成
　　　　　　　　　　　　　　　　　医師名印_____拝　印

患者　_____殿　　歳　男・女
住所_____
電話番号　-　-　　　　　　　生年月日　T・S・H　年　月　日

紹介目的　ツベルクリン反応のお願い
薬剤アレルギー
・副作用_____
既往歴_____

　平素より大変お世話になっております．
　関節リウマチに対して，当科で生物学的製剤（レミケード®，エンブレル®，など）の投与を検討しております患者さんです．当科では，同製剤の投与に先立ちましてツベルクリン反応を確認しております．しかしながら，当院は本患者さんにとって遠方であり，接種日と判定日双方の受診は負担が大きいため，お近くの貴院におけるツベルクリン反応の接種・判定をお願いしたく，ご紹介申し上げる次第です．
　結果のご報告につきましては，下記書式にご記入の上，患者さんにお渡しいただけましたら幸いです．
　お忙しい中大変恐縮ではございますが，何卒よろしくお願い申し上げます．

-------------------------------------（きりとり）-------------------------------------

ツベルクリン反応結果報告書

東京都立多摩総合医療センター　リウマチ膠原病科担当医宛

患者氏名：_____　　　　　生年月日　大・昭・平　年　月　日
接種日：　　年　　月　　日

　　　摂取量：ツベルクリン反応（一般用）0.1mL（皮内注）
　　　接種部位：右前腕・左前腕・その他（　　　　）

判定日：　　年　　月　　日
　　　　　　　　　　　　　　　　　　　　　　　　　　　　　　判定
硬結径（mm）×　　　　　　　　　　　　　副反応：　　　陰性
　　　　　　　　二重発赤径（　×　）　　　水疱（－・＋）　弱陽性
発赤径（mm）×　　　（mm）　　　　　　　壊死（－・＋）　中等度陽性
　　　　　　　　　　　　　　　　　　　　　　　　　　　　　強陽性

判定法
・発赤0～9mmなら，「陰性」
・発赤10mm以上なら，「陽性」　このうち，
　－硬結がなければ「弱陽性」
　－硬結があり副反応がなければ「中程度陽性」
　－硬結があり副反応があれば「強陽性」

その他・特記事項

医療機関名

医師

ム拮抗薬や，蛋白尿減少・腎保護作用を目的とした ACE 阻害薬やアンジオテンシン II 受容体拮抗薬，NSAID[*2] の長期使用がやむをえない場合のプロトンポンプ阻害薬の処方など，病名リストと処方薬リストのみからはその処方目的が必ずしも判断しがたい場合が少なくなく，処方目的の併記を心がけたい．多処方となった場合の継続／中止の検討に，非常に重要な情報となる．繁忙な業務のなかでこれらの記載まで心がけるのは容易ではないが，懇切な記載は連携先の混乱を大きく減じ，疾患管理への理解の共有を深め，確かな信頼関係の構築につながるであろう．

難病の医療費助成制度と診療所

特定の難病 56 疾患については，国の制度で特定疾患医療受給者証（以下「受給者証」．東京都では「㊞医療券」と題字されている）が発行され，患者は医療機関への提示により医療費の補助が受けられる．この 56 疾患にはいくつかのリウマチ性疾患が含まれる〔さらに，東京都におけるシェーグレン症候群（☞ p154）など，都道府県単位で指定されている疾患もある〕．

この補助については，「対象医療の範囲は，特定疾患医療受給者証に記載された疾患および当該疾患に付随して発現する傷病に対する医療」（難病情報センター HP）とされており，たとえば全身性エリテマトーデス（SLE）（☞ p152）でステロイド療法中の患者の糖尿病や高血圧，感染症については，SLE に必要なステロイド療法のために付随して発現した疾病と考えられ，SLE そのものとともに対象医療の範囲と判断されうる．これらの付随疾患を診療所で加療した場合，診療所でも受給者証を取り扱い，医療費の公費負担が受けられるように配慮が必要である．

時に，連携をお願いした先の診療所で「受給者証の取り扱いはできない」と断られ，結果として病診連携が成り立たない事例も経験される．これは，医療機関が事業主体の都道府県との間に事前に結んでおく必要がある契約が"結ばれていない"と認識された場合に生じるようである．しかし，当院（東京都立多摩総合医療センター）の位置する東京都の福祉保健局によれば，

- 東京都は三師会（日本医師会，日本歯科医師会，日本薬剤師会）と契約ずみであり，これらに加入している医療機関であれば使

[*2] NSAID：非ステロイド系抗炎症薬．

用可能
　●属していない医療機関でも，毎月 20 日までに届け出れば翌月
　　より可能（条件は，保険医療機関であることのみ）
ということであり，実際は診療所の理解・対応があれば取扱い可能
であったと考えられた．
　難病患者の支援制度を理由に皮肉にも病診連携を妨げられること
がないよう切に願う．

第 11 章

検査項目

11 検査項目

血液検査

特異的検査項目

- **リウマトイド因子(RF)**:関節リウマチ(☞ p150)の診断に参考にする.関節リウマチの臨床像として矛盾のない多関節炎患者で陽性所見があれば,関節リウマチの診断を補強する(☞ p162).関節リウマチ全例で陽性となるわけではないが,陽性は骨関節予後不良因子である.関節症状を欠く患者における陽性については,p18「リウマトイド因子陽性」の項参照.発熱のみの症例における精査目的での測定意義は乏しい.

- **抗ガラクトース欠損IgG抗体(CA・RF)**:関節リウマチの診断におけるリウマトイド因子の改良版として登場したが,国際的に普及せず,現在はあまり用いられなくなった.

- **抗CCP抗体(ACPA)**:関節リウマチの診断に用いる.関節リウマチの臨床像として矛盾のない多関節炎患者で陽性所見があれば,関節リウマチの診断を補強する(☞ p150).関節リウマチ全例で陽性となるわけではないが,陽性は骨関節予後不良因子である.発熱のみの症例における精査目的での測定意義は乏しい.

- **抗核抗体(ANA)**:抗核抗体が陽性となる膠原病の診断に用いる.抗核抗体の結果は,染色が認められる最大希釈倍率とその染色型で報告される.染色型によって特異抗体がある程度推測

表21 抗核抗体が陽性となる膠原病*

全身性エリテマトーデス(SLE)
全身性強皮症(SSc)
混合性結合組織病(MCTD)
シェーグレン症候群(SS)
多発性筋炎・皮膚筋炎(PM/DM)

* SLEやSSc,MCTDでは高率に抗核抗体陽性となるが,シェーグレン症候群や炎症性筋疾患(多発性筋炎・皮膚筋炎)では,必ずしも陽性とならないことがある.

表22 抗核抗体が陽性とならない主なリウマチ膠原病*

血管炎症候群
リウマチ性多発筋痛症（PMR）
ベーチェット病
脊椎関節炎（SpA）

*典型例では抗核抗体は陰性となるが，症例によっては抗核抗体陽性がみられても，総合的にこれらの疾患が診断されることもありうる．

表23 抗核抗体の染色型と特異抗体*の関係

peripheral（辺縁型）	抗 dsDNA 抗体
homogeneous（均質型）	抗 dsDNA 抗体，抗 Scl-70 抗体
speckled（斑紋型）	抗 Sm 抗体，抗 U1-RNP 抗体（抗 RNP 抗体），抗 SS-A 抗体，抗 SS-B 抗体，抗 Jo-1 抗体，抗 Scl-70 抗体，抗 RNA ポリメラーゼⅢ抗体
discrete speckled（散在斑紋型）	抗セントロメア抗体
cytoplasmic（細胞質型）**	抗 SS-A 抗体，抗 ARS 抗体（抗 Jo-1 抗体を含む）

*保険適用のある自己抗体のみを掲載した．
**対応抗原は核内に存在しないので厳密には抗核抗体ではない．

（文献24より作成）

されるが，特異抗体によっては複数の染色型をとりうることが知られている（**表21～23**参照）．健常者でも陽性となることも知られる．

- **抗好中球細胞質抗体（ANCA）**：血管炎症候群（☞ p154）のうち，ANCA関連血管炎と総称される以下の血管炎〔顕微鏡的多発血管炎（MPA）（☞ p154），好酸球性多発血管炎性肉芽腫症（EGPA）（☞ p155），多発血管炎性肉芽腫症（GPA）（☞ p155）〕で高率に陽性となり，その診断と病勢の把握に用いられる．

抗核抗体が細胞核に対する抗原を認識する抗体であるのに対して，ANCAは好中球の細胞質に存在する抗原を認識する抗体である．染色型から細胞質型 cytoplasmic と核周囲型 perinuclear に分類され，対応抗原による分類では主なものとして PR3-ANCA，MPO-ANCA が健康保険で測定できる．染色型と対応抗原，対応疾患を**表24**に記す．

表24 抗好中球細胞質抗体の分類と対応疾患

染色型	対応抗原*	対応疾患**
cytoplasmic 細胞質型 (c-ANCA)	proteinase 3 (PR3-ANCA)	多発血管炎性肉芽腫症 (GPA)
perinuclear 核周囲型 (p-ANCA)	myeloperoxydase (MPO-ANCA)	顕微鏡的多発血管炎 (MPA) 好酸球性多発血管炎性 肉芽腫症(EGPA)

*各染色型の ANCA には他の対応抗原に対する抗体も知られているが,臨床応用が一般化されていないため省略した.
** ANCA の分類と対応疾患の関係は絶対的ではない.たとえば MPO-ANCA のみが陽性で,臨床像としては多発血管炎性肉芽腫症を示す症例も少なくない.

外来で測定することの多い検査項目

そのほか,外来で測定することの多い検査項目について,多摩総合医療センターリウマチ膠原病科では以下のような患者さん向け説明文書を作成して配布している.

多摩総合医療センターリウマチ膠原病科で患者さんに配布している検査説明文書

検査・尿検査の項目ご説明

東京都多摩総合医療センター　リウマチ膠原病科外来

※以下,主な検査項目について,簡単にご説明します.検査結果の解釈は病状などに応じて総合的に行う必要がありますので,参考程度にしていただくのがよいでしょう.
※検査結果は診療における必要性によって担当医が決定しています.したがって,すべての方に以下の全項目を調べているわけではありません.
※このほかの検査については,必要に応じて主治医から説明があります.

カテゴリー	検査項目	項目名	説明
蛋白質	総蛋白(TP)		アルブミンとグロブリンの総和です.
	アルブミン		栄養状況などを反映します.低くなるとむくみが出ます.

カテゴリー	検査項目	項目名	説明
肝臓関連	AST		肝臓の値です．筋肉や血液の障害でも上がることがあります．
	ALT		肝臓の値です．
	LDH (LD)		肝臓の値です．筋肉や血液、肺の障害でも上がることがあります．
	ALP		肝臓の値です．骨の障害でも上がることがあります．
	γ-GT		肝臓の値です．飲酒に敏感な値の1つです．
	総ビリルビン		肝臓の値です．
腎臓関連	尿素窒素 (UN)		腎臓の値です．脱水症状や消化管出血でも上がることがあります．
	クレアチニン (Cr)		腎臓の値です．
	e-GFR		腎臓の値です．
電解質	Na	ナトリウム	
	K	カリウム	
	Cl	塩素イオン	
	Ca	カルシウム	
炎症免疫	CRP		炎症反応です．関節リウマチ、肺炎など、炎症であれば上がることが多いです．
	RF	リウマトイド因子	関節リウマチの診断などに用います．関節リウマチの悪化に伴って上がることもあります（俗にいう「リウマチ反応」です）．
	MMP3	マトリックスメタロプロテアーゼ3	関節炎などで上昇します．
	ESR-60分	血沈1時間値	炎症や貧血、グロブリンの増加などで大きくなります．通常は1時間値で見ます．

カテゴリー	検査項目	項目名	説 明
炎症免疫	CH$_{50}$	血清補体価	全身性エリテマトーデス（SLE）などで低下します．
	C3	補体第3成分	SLEなどで低下します．
	C4	補体第4成分	SLEなどで低下します．
	抗 ds-DNA 抗体 IgG：ELISA	抗二本鎖DNA抗体	SLEで上昇します．
血液細胞	WBC	白血球数	感染症やステロイドなどにより増加します．
	RBC	赤血球数	
	HGB	ヘモグロビン	貧血の指標です．
	HCT	ヘマトクリット	
	MCV	平均赤血球容積	赤血球の大きさです．貧血の種類を推測するのに用います．ある種の抗リウマチ薬や飲酒などにより大きくなります．
	MCH	平均赤血球色素量	
	MCHC	平均赤血球色素濃度	赤血球の濃さです．貧血の種類を推測するのに用います．
	PLT	血小板数	
	NEUT%	好中球（％）	白血球の種類です．細菌感染症やステロイドなどにより増加します．
	LYMP%	リンパ球（％）	白血球の種類です．免疫状態や膠原病の状態を推測します．
	MONO%	単球（％）	
	EOS%	好酸球（％）	白血球の種類です．アレルギー反応のときに増えることがあります．
	BASO%	好塩基球（％）	

カテゴリー	検査項目	項目名	説 明
尿検査	色調		
	比重	尿比重	尿の濃さです.
	pH		酸性, アルカリ性の測定です.
	蛋白	尿蛋白	糖尿病やある種の抗リウマチ薬で陽性になることがあります.
	糖	尿糖	糖尿病で陽性になることがあります.
	ケトン体	尿中ケトン体	空腹時や糖尿病の悪化で陽性になることがあります.
	潜血	尿潜血	尿路の感染, 腫瘍, 炎症で陽性になります. 女性では月経時にも陽性になります.
	ウロビリ	尿中ウロビリノーゲン	黄疸の種類を推測するのに用います.
	ビリルビン	尿中ビリルビン	黄疸の際に陽性になります.
	亜硝酸		ある種の細菌による尿路感染症で陽性になります.
	白血球	尿中白血球反応	尿路感染症や腎炎で陽性になります.
	赤血球(沈渣)		血尿などで増えます.
	白血球(沈渣)		膀胱炎などで増えます.
筋肉関連	CK (CPK)	クレアチンキナーゼ	筋肉の値です.
	ALD	アルドラーゼ	筋肉の値です.
	ミオグロビン		筋肉の値です.
その他	Amy	アミラーゼ	唾液腺や膵臓の値です.
	HDL-コレステロール		善玉コレステロールです.
	LDL-コレステロール		悪玉コレステロールです.
	ヘモグロビンA1c		過去1か月の血糖値を反映します.

第11章 検査項目

カテゴリー	検査項目	項目名	説明
その他	NT-proBNP		心臓の働きを推測する値です.
	タクロリムス		プログラフ®の体内での濃さを表しています.
	KL-6		間質性肺炎の指標です.
	β-D グルカン		真菌の値です.

第12章

疾患概念

12 疾患概念

関節リウマチ（RA）

（治療☞p22, p34, 評価☞p50, 診断☞p162）

自己免疫応答により滑膜炎から進行性に関節の破壊をきたす疾患．早期診断・治療が関節破壊の予後を決定．CRP・ESR・MMP-3上昇，リウマトイド因子（RF）・抗CCP抗体陽性．

治療 抗リウマチ薬・生物学的製剤（☞p88〜102），ステロイド（☞p86），NSAIDs，白血球除去療法（☞p108），外科的療法（☞p34），リハビリテーション（☞p46）など．

悪性関節リウマチ（MRA）

日本独自の疾患概念[*1]．関節リウマチが関節外症状〔間質性肺炎（☞p63），強膜炎（☞p61），神経炎（☞p17），皮膚潰瘍（☞p75）など〕をきたし難治性となった病態．リウマトイド因子（RF）著明高値．

治療 ステロイド（☞p86），ステロイドパルス（☞p87），シクロホスファミド・その他の免疫抑制薬（☞p88〜94），生物学的製剤（☞p94〜102），免疫吸着療法（☞p107）など．

リウマトイド血管炎（RV）[*2]

関節リウマチに血管炎の病態を合併．リウマトイド因子高値の長期罹患例にみられるのが典型的．主な症状に上強膜炎・強膜炎（☞p61），多発単神経炎のしびれ感・下垂足（☞p17），下腿潰瘍（☞p75）．

治療 ステロイド（☞p86），免疫抑制薬（☞p88〜94），下腿潰瘍に白血球除去療法（☞p108）の有効例あり．

[*1] 国の難病政策では関節リウマチは公費対象の特定疾患に指定されていないが，悪性関節リウマチの条件を満たす場合には対象となる．医学的には「リウマトイド血管炎」「関節リウマチに伴う間質性肺炎」として扱うのがよい．

[*2] 「悪性関節リウマチ」の概念の一部（脚注*1参照）．

脊椎関節炎（SpA）

（治療☞ p30, 評価☞ p57, 診断☞ p172）

　脊椎関節炎 spondyloarthritis（SpA）はいくつかの subtype の関節炎を総括した疾患概念である．代表例は**表25**参照．遺伝的素因として HLA-B 抗原（特に HLA-B27）との関連が指摘されている．ぶどう膜炎（☞ p60），間質性肺炎（☞ p63），骨粗鬆症などの合併や家族歴に注意が必要．

　主な臨床症状：炎症性腰痛（運動で軽快，安静で軽快せず，起き上がると軽快する夜間痛，40歳以下発症の腰痛）と腱付着部炎（アキレス腱，膝蓋靭帯，足底腱膜）．末梢関節炎は腱付着部炎の二次的波及により認めるとされ，下肢優位に認めることが多く，指炎を

表25　代表的な脊椎関節炎

強直性脊椎炎 ankylosing spondylitis（AS）
乾癬性関節炎 psoriatic arthritis（PsA）
反応性関節炎 reactive arthritis（ReA）
炎症性腸疾患に伴う関節炎 enteropathic arthritis*
SAPHO 症候群** (synovitis, acnes, pustulosis, hyperostosis, and osteitis)

* 炎症性腸疾患に伴う関節炎：クローン病，潰瘍性大腸炎にともなう脊椎関節炎の一型．
** SAPHO 症候群：滑膜炎，痤瘡，掌蹠膿疱症，骨肥厚，無菌性骨髄炎を特徴とする脊椎関節炎の一型．

図10　脊椎関節炎の概念

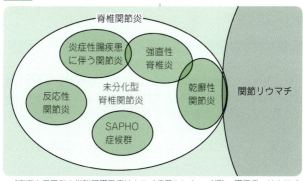

〔東京女子医科大学附属膠原病リウマチ痛風センター（編）：膠原病・リウマチ診療 第3版．メジカルビュー社，2013より作成〕

認めることもある.

> ●パール 20　脊椎関節炎
> 脊椎炎　疑うことから　はじめよう.

乾癬性関節炎 (PsA)

乾癬という皮膚疾患に関節炎を合併した病態. 関節リウマチ同様に関節破壊をきたす. リウマトイド因子 (RF) 陰性, HLA-B27 陽性など.

治療 (☞ p30 も)　NSAIDs, 活性型ビタミン D 軟膏, 免疫抑制薬 (☞ p88～94), 生物学的製剤 (☞ p94～102) など.

反応性関節炎 (ReA)

クラミジア, サルモネラ, 赤痢菌, エルシニア菌, カンピロバクターなどの微生物感染が先行し, それにより誘発された脊椎関節炎. 無菌性尿道炎, 結膜炎, 脊椎関節炎が 3 徴. リウマトイド因子 (RF)・抗核抗体は陰性. HLA-B27 陽性.

治療 (☞ p31 も)　抗菌薬, NSAIDs, 抗リウマチ薬 (☞ p88～107) など.

強直性脊椎炎 (AS)

若い男性 (40 歳以上は稀) に好発する炎症性の腰痛疾患. 仙腸関節炎が特徴的. 腰椎レントゲンで竹様脊柱 bamboo spine, 仙腸関節の侵食像と硬化性変化. HLA-B27 陽性.

治療 (☞ p30 も)　NSAIDs, 抗リウマチ薬・生物学的製剤 (☞ p88～107) など.

全身性エリテマトーデス (SLE)

(治療☞ p25, 評価☞ p53, 診断☞ p164)

代表的な自己免疫疾患で, DNA と抗 DNA 抗体からなる免疫複合体が組織に沈着することなどで腎 (ループス腎炎), 中枢神経 (☞ p70 表 11), 骨髄, 皮膚, 粘膜などの多臓器を障害する. 抗核抗体・抗 DNA 抗体陽性, 血球減少, 低補体血症など.

治療　ステロイド (☞ p86), 免疫抑制薬 (☞ p88～94), 血漿交換など.

全身性強皮症 (全身性硬化症) (SSc)[*3]

(治療☞ p27, 評価☞ p54, 診断☞ p166)

皮膚硬化を主症状とする全身性疾患であり, 消化管, 肺〔肺高血圧症 (☞ p66), 間質性肺炎 (☞ p63)〕, 腎 (強皮症腎クリーゼ[*4]), 心 (不整脈) などの内臓障害もきたす. レイノー現象 (☞ p76) は頻発. 抗核抗体陽性, 抗セントロメア抗体・抗 Scl70 抗体または抗 RNA ポリメラーゼⅢ抗体陽性.

治療 治療法はなく, 各合併症の対症療法が中心.

多発性筋炎 (多発筋炎) (PM)

(治療☞ p29, 評価☞ p56, 診断☞ p170)

原因不明の炎症性筋疾患. 四肢近位筋, 頸部筋の筋力低下をきたす (☞ p7). CK・アルドラーゼなどの筋原性酵素の上昇, 抗 Jo-1 抗体ないし抗 ARS 抗体が陽性. 筋電図, 筋 MRI, 筋生検で診断を行う.

治療 ステロイド (☞ p86), 免疫抑制薬 (☞ p88〜94), 免疫グロブリン大量療法 (☞ p107) など.

皮膚筋炎 (DM)

(治療☞ p29, 評価☞ p56, 診断☞ p170)

多発性筋炎 (前項) と同様, 原因不明の炎症性筋疾患. 筋炎症状に加え, ゴットロン徴候 (手指関節背側の落屑性紅斑), ヘリオトロープ疹 (上眼瞼の浮腫性の紫紅色の皮疹) など特徴的な皮膚症状 (☞ p16) を伴う. 悪性腫瘍と関連が強い.

検査異常・診断・治療は多発性筋炎と同様.

混合性結合組織病 (MCTD)

(治療☞ p30, 評価☞ p57, 診断☞ p170)

SLE 様, 全身性強皮症様, 多発性筋炎様の症状が混在 (各診断基準は満たさない), レイノー症状 (☞ p76), 抗 U1-RNP 抗体陽性を特徴とする疾患. 肺高血圧症は重要な死因である.

[*3] 全身性強皮症はかつて PSS という略語が充てられたが, 必ずしも進行性の経過をたどらないため "progressive (進行性)" の語は外され, 現在では SSc と略されるのが一般的となっている.

[*4] 強皮症腎クリーゼ:強皮症の経過中に急速に重症腎障害をきたす病態である. 危険因子に急速進行する皮膚病変, ステロイド, シクロスポリン, 抗 RNA ポリメラーゼ抗体などがいわれている (☞ p71, 73).

(治療) SLE や多発性筋炎様の症状に対してはステロイド（☞ p86）投与が基本．全身性強皮症様症状は治療困難．

シェーグレン症候群（SS）

（治療☞ p25, 評価☞ p53, 診断☞ p165）

ドライアイやドライマウスなどの乾燥症状（腺症状）を主体とする自己免疫性疾患．関節痛，皮疹，慢性甲状腺炎，間質性肺炎（☞ p63）など腺外症状も合併しうる．抗核抗体，リウマトイド因子，抗 SS-A 抗体，抗 SS-B 抗体陽性など．

(治療) 乾燥症状の対症療法．腺外症状に対してはステロイド（☞ p86）や免疫抑制薬（☞ p88～94）．

血管炎症候群

（治療☞ p27, 評価☞ p56, 診断☞ p166～168）

血管炎症候群には多種の疾患が属する．結節性多発動脈炎（☞ p155）（当初は結節性動脈周囲炎）をプロトタイプとして知られるようになった血管炎症候群は，その後現在までに分類の試みが続けられ，かなり整理されてきた．

各概念・疾患は次項以降の「ANCA 関連血管炎」～「リウマトイド血管炎」を参照．

ANCA 関連血管炎（AAV）

（評価☞ p56）

血管炎症候群のうち抗好中球細胞質抗体（ANCA）陽性となる 3 疾患[*5]の総称．血清 ANCA 値は，これらの疾患の活動性を反映するといわれる．主な ANCA は 2 種（MPO-ANCA，PR3-ANCA）ある．陽性になる ANCA は疾患によって傾向はあるものの，症例によって異なる．

顕微鏡的多発血管炎（MPA）

小型の血管（細動脈，毛細血管，細静脈）に壊死性血管炎を認め，急速進行性糸球体腎炎や肺病変〔肺胞出血（☞ p67），間質性肺炎（☞ p63）〕，多発単神経炎（☞ p17）をきたす．MPO-ANCA や PR3-

---

[*5] 顕微鏡的多発血管炎（MPA），多発血管炎性肉芽腫症（GPA），好酸球性多発血管炎性肉芽腫症（EGPA）．

ANCA陽性.腎生検などで血管炎を証明.

治療（☞p28も） ステロイド（☞p86），シクロホスファミド・その他の免疫抑制薬（☞p88～94），リツキシマブ（☞p101）など.

ウェゲナー肉芽腫症（WG）

"多発血管炎性肉芽腫症"に名称変更された（☞次項参照）.

多発血管炎性肉芽腫症[*6]（GPA）

小型の血管に壊死性血管炎を認め，①上気道（鼻・副鼻腔，眼，耳，咽喉頭），②下気道（肺），③腎，皮膚（☞p16, p74），神経（☞p17, p71）などに症状をきたす.PR3-ANCA陽性率が高い.再発率高く，難治性となることあり.

治療（☞p28も） ステロイド（☞p86），シクロホスファミド・その他の免疫抑制薬（☞p88～94），リツキシマブ（☞p101）など.

チャーグ-ストラウス症候群（CSS）

"好酸球性多発血管炎性肉芽腫症"に名称変更された（☞次項参照）.

好酸球性多発血管炎性肉芽腫症[*7]（EGPA）

小型の血管の壊死性血管炎.全身症状（発熱，倦怠感，関節痛），気管支喘息（☞p67），多発単神経炎（☞p17），皮膚症状，消化器症状，糸球体腎炎などをきたす.好酸球増多，MPO-ANCA陽性が多い.皮膚・神経・肺の生検で血管炎を証明.

治療 ステロイド（☞p86），神経症状に免疫グロブリン大量療法（☞p107）など.

結節性多発動脈炎（PN）

中型の動脈の壊死性血管炎.全身症状（発熱，筋痛，関節痛など），皮膚症状（潰瘍，網状皮斑など）（☞p75），神経症状（☞p17），消化器症状などをきたす（**表26**）.皮膚・神経・筋の生検や血管造影，CT，MRIで動脈瘤の確認.

治療（☞p28も） ステロイド（☞p86），シクロホスファミド・

[*6] 旧名：ウェゲナー（ウェジナー）肉芽腫症.
[*7] 旧名：チャーグ-ストラウス症候群，アレルギー性肉芽腫性血管炎.

表26 結節性多発動脈炎の臓器系別有病率

全身症状（発熱，体重減少，筋痛）：93%
関節痛：30～50%
多発単神経炎：80%
皮膚病変（結節，潰瘍，網状皮斑，指趾虚血）：50%
消化管：38～65%
腎（血尿，蛋白尿，高血圧）：40～50%
精巣痛：17～24%
心（心膜炎，心筋症）：10%
眼（網膜血管炎，強膜炎，ぶどう膜炎，角膜炎）：9%

〔Hoffmann GS, Weyand CM, Langford CA et al(eds)：Inflammatory Diseases of Blood Vessels, 2nd ed. Chichester；Wiley-Blackwell, 2012より〕

その他の免疫抑制薬（☞ p88～94）など．

高安病（大動脈炎症候群）

大動脈やその分岐（鎖骨下動脈など），肺動脈，冠動脈に狭窄・動脈瘤形成をきたす原因不明の大血管炎．若年女性の不明熱．日本人眼科医の高安右人から命名．血管造影，CT，MRIなどが確定診断に必要．

治療（☞ p28も）　ステロイド（☞ p86），免疫抑制薬（☞ p88～94），人工血管・ステントなどの外科手術．

側頭動脈炎（巨細胞性動脈炎）（GCA）

頭部の中型血管（側頭動脈など）の血管炎．同部の頭痛，顎跛行[*8]のほか眼動脈分枝に病変が及ぶと重症視力障害を起こし失明しうる（☞ p61）．大動脈や鎖骨下動脈などの大血管炎もきたしうる．通常50歳以上で発症．30～50%にリウマチ性多発筋痛症（☞ p157）を合併．

治療（☞ p28も）　ステロイド（☞ p86），免疫抑制薬（☞ p88～94）など．

ベーチェット病

（治療☞ p30，評価☞ p57，診断☞ p171）

再発性の口腔内アフタ性潰瘍，外陰部潰瘍，皮膚病変（☞

---

*8　顎跛行：咀嚼時の疲労感・疼痛（☞ p10）．

p17), 眼病変 (☞ p60) を4大主症状とする原因不明の炎症性疾患. 重篤な眼病変や神経型 (☞ p72 表 12)・血管型・腸管型ベーチェットに対しては積極的な治療が必要.

治療 ステロイド外用薬・内服 (☞ p86), 免疫抑制薬 (☞ p88〜94), インフリキシマブ (☞ p96) など.

ヘノッホ - シェーンライン紫斑病 (HSP)[*9]

"IgA 血管炎"に名称変更されつつある (次項参照).

IgA 血管炎

小型の血管 (毛細血管, 細動脈, 細静脈) の血管炎. 腹痛, 関節痛, 触知可能な紫斑 (☞ p16) (下腿に多い), 腎炎が4徴. 小児に多いが, 成人では重症. 腎炎は IgA 腎症とほぼ同一病態. IgA 高値, 紫斑生検で白血球破砕性血管炎.

治療 小児例では多くが自然軽快. 難治例で中等量ステロイド (☞ p86) など.

リウマトイド血管炎 (RV) (☞ p150)

再発性多発軟骨炎 (RP)

耳介, 鼻, 喉頭, 気管支などの軟骨に炎症を起こす原因不明の炎症性疾患. 特異的な検査はなく, 血沈・CRP 高値程度. 軟骨炎症部の生検など.

治療 ステロイド (☞ p86), 免疫抑制薬 (☞ p88〜94), 生物学的製剤など.

リウマチ性多発筋痛症 (PMR)

(治療☞ p28, 評価☞ p56, 診断☞ p168)

"リウマチ"という名前がついているが, 関節リウマチとは別の疾患. 四肢近位筋の痛みやこわばり感を主訴として高齢者に発症する. 発熱, 食欲不振, 体重減少, 倦怠感, 関節炎を伴うこともある. 発症は急速で, 症状は両側対称性のことが多い. 血沈や CRP が上

[*9] ヘノッホ - シェーンライン紫斑病には「シェーンライン - ヘノッホ紫斑病」「アレルギー性紫斑病」「アナフィラクトイド紫斑病」「血管性紫斑病」(日本リウマチ学会ホームページ「リウマチ学用語 WEB 検索」) と多くの別名があるが, "IgA 血管炎"に名称変更されつつある.

昇することが多いが，診断に特異的なものはない．

> ●パール 21　リウマチ性多発筋痛症（PMR）を疑うとき
> こんな患者さんがいたら PMR を疑っていいかも…
> 「2 か月前から両肩と大腿部に痛みがある 75 歳のご老人．整形外科では異常がないと言われたが，内科では CRP が高いと言われた．最近は寝返りを打つのも辛くなってきた」

(治療)　10 〜 20 mg/日のプレドニゾロン（☞ p86）を内服させる．症状は数日で劇的に改善することが多い（☞ p10）．初期量を 4 週間程度継続し，以後症状・検査をもとに漸減してゆく．側頭部痛や視力低下などをきたす側頭動脈炎（☞ p156）を合併した場合は，より大量のステロイドが必要になる．

RS3PE 症候群

手背や足背の浮腫．左右対称性のことが多く，手，手指，膝，足などの関節炎を伴うこともある．発熱，倦怠感，体重減少など非特異的な症状がみられることもある．ほとんどが 65 歳以上の高齢者に発症する．血沈や CRP が上昇することが多いが，診断に特異的なものはない．

(治療)　ステロイド〔10 〜 20 mg/日のプレドニゾロン（☞ p86）〕を内服させる．症状は数日で改善することが多い．

痛　風

主として下肢（特に母趾基関節が多い）に急性の単関節炎として発症する．高尿酸血症を認める．痛風発作は血清尿酸値が低下したときに起こりやすい（尿酸塩結晶の関節腔内脱落は体液と組織の尿酸濃度勾配により促進されるため）．関節液を偏光顕微鏡で観察し好中球に貪食された尿酸ナトリウムの針状結晶を認めれば確定診断となる．

(治療)　痛風発作時は NSAIDs．発作極早期はコルヒチン 1 錠．生活指導，食事療法が大切であるが，無症候性高尿酸血症では，9.0 mg/dL 以上で薬物療法を考慮する（尿路結石，腎障害，高血圧などの合併がある場合は 8.0 mg/dL 以上で薬物療法を考慮する）．

偽痛風（ピロリン酸カルシウム結晶沈着症）(CPPD)

膝関節に好発する急性関節炎で，発赤，腫脹，激痛，38℃以上の発熱がみられることがある．発作は 1 日〜4 週間以上持続することがある．高齢者の不明熱の原因疾患ともなりうる．単純 X 線写

真で膝関節半月板,恥骨結合部,橈骨手根骨関節などに点状・線状の軟骨石灰化像を認めることがある[*10]. 偏光顕微鏡で関節液中に白血球に貪食されたピロリン酸カルシウム結晶を認めることで確定診断となる.

治療 発作期は関節穿刺による関節液の排液,生食水での洗浄,ステロイドの関節内注入,NSAIDs の投与,局所固定など. 慢性期は体重コントロール,筋力増強訓練,炭酸マグネシウムの投与などを行う.

サルコイドーシス

眼(前部ぶどう膜炎)(☞ p60), 皮膚(結節性紅斑)(☞ p16), 無痛性表在リンパ節腫脹, 心(伝導障害, 期外収縮), 唾液腺・涙腺(耳下腺腫脹, 角結膜乾燥), 神経(末梢・中枢神経障害), 肝(黄疸, 肝機能異常), 骨(手足短骨の骨梁脱落), 脾腫, 筋(腫瘤, 筋力低下, 萎縮), 腎(持続性蛋白尿, 高 Ca 血症, 結石)などの症状をきたす. 胸部単純 X 線写真や CT で両側肺門リンパ節腫脹などを認める. ACE 活性高値, リゾチーム高値, 血清・尿中 Ca 高値, 高γグロブリン血症を呈しうる. ツ反陰転化. 気管支肺胞洗浄液中のリンパ球増加・CD4/CD8 比高値. 肺病変が進むと呼吸機能検査で %VC・DLco・Pao$_2$ の低下.

治療 無治療で軽快することも多いが,持続性の臓器病変や難治性進行病変にはステロイド(☞ p86)を使用する. 免疫抑制薬(☞ p88〜94)が併用されることもある.

抗リン脂質抗体症候群(APS)

脳梗塞, 肺塞栓, 下肢静脈などの血栓, 反復性流産, てんかん, 舞踏病, 多発性硬化症様神経症状, 精神症状, 横断性脊髄炎, 片頭痛などが認められる. 抗リン脂質抗体, 抗β$_2$-GPI 抗体, ループスアンチコアグラントのいずれかが陽性であることが必須(☞ p80). APTT の延長, 血小板の減少など.

治療 血栓症の既往がない場合は無治療が原則だが,喫煙,高血圧,脂質異常,経口避妊薬などの血栓リスクファクターに注意.

[*10] crowned-dens syndrome:軸椎の歯突起周囲の靱帯にピロリン酸カルシウムまたはヒドロキシアパタイトの結晶が沈着することに起因して,頸部痛,頭痛,発熱などの症状をきたす結晶沈着症である. 名称はこの結晶が歯突起の戴く王冠のように見えることに由来する.

抗リン脂質抗体の高値の場合には予防目的に少量アスピリン投与．血栓の出現時は血栓溶解，ヘパリン，ワルファリンなどの抗凝固療法を行う．

リウマチ熱

リウマチ熱はA群β溶連菌の咽頭炎に引き続いて起こる続発症である．

移動性関節炎，心筋炎，舞踏病，輪状紅斑，皮下結節を主症状とし，関節痛，発熱，血沈やCRPの上昇，PR間隔の延長を副症状として認める．感染後数日から1か月以内に上記所見を認める．また心臓弁膜症の慢性的な進展がみられることがある．

急性期における診断は咽頭炎の病歴と上記徴候に加え，咽頭培養におけるA群β溶連菌の検出，溶連菌抗原迅速試験，ASOを用いる．

成人発症スティル病（AOSD）

発熱と皮疹を主徴とした疾患で，関節痛や白血球増多，リンパ節腫脹，肝脾腫を伴うが，いずれも非特異的で，不明熱の鑑別を要する．若年成人に多いとされるが，年齢幅は広く，70歳上での報告もある．皮疹はサーモンピンク疹が特徴とされる．有熱時に出現する傾向がある．検査では非特異的な炎症所見がみられるが，血清フェリチンが3,000 ng/mL以上の非常な高値になることが特徴的である．

第 13 章

リウマチ膠原病 診断基準・分類基準

13 リウマチ膠原病診断基準・分類基準

ある疾患が特異的な所見一つで診断されうるのであれば、およそ"診断基準"は必要ないわけである。しかしリウマチ膠原病に分類される疾患は、非特異的な症状・所見一つ一つの組み合わさり方で総合的に評価され、診断が下されるのが現状である。この診断過程をサポートするのが"診断基準"である。"診断基準"は、どれくらいその疾患らしさが多くみられるかについて、コンセンサスが得られたツールを提供するものである。

研究目的には、対象疾患の所見の典型的な組み合わせを有するpureな症例のみを拾い上げるための"分類基準"が作成される。その性格から、一般に感度は劣るわけであるが、日常臨床で診断基準のような使われ方がなされる場合も多い。

関節リウマチ（RA）(☞p150)

関節リウマチの診断にあたっては、長く**図11**（1987年）が参考にされていたが、抗リウマチ薬（☞p88〜107）の進歩に伴い、より早期の治療が予後を改善すると考えられるようになってきた。このため、より早期に標準的なメトトレキサート療法（☞p88）

図11 1987年アメリカリウマチ学会分類基準

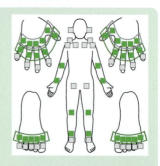

7項目中4項目以上を満たすものをRAと分類する。
- 朝のこわばり（1時間以上）
- 3領域以上の関節炎*
- 手関節炎*
- 対称性関節炎*
- リウマトイド結節
- リウマトイド因子陽性
- X線変化

*6週以上持続しているもの

図12 アメリカ・ヨーロッパリウマチ学会合同による2010年関節リウマチ分類基準

※X線変化があればRAとする.

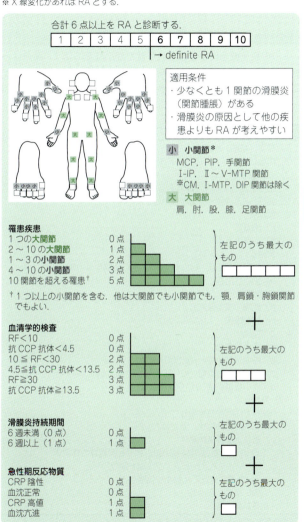

合計6点以上をRAと診断する.

| 1 | 2 | 3 | 4 | 5 | 6 | 7 | 8 | 9 | 10 |

→ definite RA

適用条件
- 少なくとも1関節の滑膜炎（関節腫脹）がある
- 滑膜炎の原因として他の疾患よりもRAが考えやすい

小 小関節*
MCP, PIP, 手関節
I-IP, Ⅱ〜Ⅴ-MTP関節
※CM, I-MTP, DIP関節は除く

大 大関節
肩, 肘, 股, 膝, 足関節

罹患疾患
- 1つの大関節　　　　0点
- 2〜10の大関節　　 1点
- 1〜3の小関節　　　2点
- 4〜10の小関節　　 3点
- 10関節を超える罹患†　5点

左記のうち最大のもの

† 1つ以上の小関節を含む. 他は大関節でも小関節でも, 顎, 肩鎖・胸鎖関節でもよい.

血清学的検査
- RF<10　　　　　　　　　0点
- 抗CCP抗体<4.5　　　　　0点
- 10≦RF<30　　　　　　　2点
- 4.5≦抗CCP抗体<13.5　　2点
- RF≧30　　　　　　　　　3点
- 抗CCP抗体≧13.5　　　　3点

左記のうち最大のもの

滑膜炎持続期間
- 6週未満（0点）　0点
- 6週以上（1点）　1点

左記のうち最大のもの

急性期反応物質
- CRP陰性　0点
- 血沈正常　0点
- CRP高値　1点
- 血沈亢進　1点

左記のうち最大のもの

* p48に略語で示される関節を図示した.
(Arthritis Rheum, 62: 2569, 2010/Ann Rheum Dis, 69: 1580, 2010を基に作成)

が開始されることを目的に，新たな分類基準が提案されている（**図12**，2010年）．X線上，すでに関節リウマチに特徴的な骨びらんをきたす症例は，図12を検討するまでもなく関節リウマチと考える．

全身性エリテマトーデス（SLE）（☞p152）

1つの疾患概念にまとめられてきたが，SLEの症状・所見は多様である．分類基準の存在が日常臨床における診断過程に大きく寄与する代表的疾患である．長らくアメリカリウマチ協会による

表27　SLE 分類基準（1997年改訂基準，アメリカリウマチ協会）

1. 顔面（頬部）紅斑
2. 円板状皮疹（ディスコイド疹）
3. 光線過敏症
4. 口腔潰瘍（無痛性で口腔あるいは鼻咽喉に出現）
5. 非びらん性関節炎（2関節以上）
6. 漿膜炎
    a）胸膜炎
    b）心膜炎
7. 腎障害
    a）0.5 g/日以上 または +++ 以上の持続性蛋白尿，または
    b）細胞性円柱
8. 神経障害
    a）痙攣，または
    b）精神障害
9. 血液異常
    a）溶血性貧血
    b）白血球減少症（<4,000/μL）
    c）リンパ球減少症（<1,500/μL），または
    d）血小板減少症（<100,000/μL）
10. 免疫異常
    a）抗 dsDNA 抗体陽性
    b）抗 Sm 抗体陽性，または
    c）抗リン脂質抗体陽性
        1）IgG または IgM 抗カルジオリピン抗体の異常値
        2）ループスアンチコアグラント陽性
        3）梅毒血清反応生物学的偽陽性
    のいずれかによる
11. 抗核抗体陽性

上記項目4項目以上を満たす場合全身性エリテマトーデスと診断する．

(Arthritis Rheum, 25: 1271, 1982/Arthritis Rheum, 40: 1725, 1997)

表28 SLE の SLICC 分類基準

臨床基準 11 項目
1. 急性皮膚ループス
2. 慢性皮膚ループス
3. 口腔潰瘍
4. 瘢痕を残さない脱毛症
5. 滑膜炎
6. 漿膜炎
7. 腎障害
8. 神経障害
9. 溶血性貧血
10. 白血球減少
11. 血小板減少

免疫基準 6 項目
1. 抗核抗体陽性
2. 抗 dsDNA 抗体陽性
3. 抗 Sm 抗体陽性
4. 抗リン脂質抗体陽性
5. 低補体
6. 直接クームス試験陽性(溶血性貧血のない場合)

各項目は同時に存在する必要はない.

以下のいずれかを満たすとき SLE と分類する.
(1) 臨床基準・免疫基準合わせて 4 項目以上
   ただし,臨床基準・免疫基準各 1 項目以上必須
(2) SLE に矛盾しない腎生検所見*を有する患者で,抗核抗体または抗 dsDNA 抗体が陽性の場合

* ISN/RPS 2003 ループス腎炎分類基準(Kidney Int, 65: 521, 2004)を満たすこと.

(Arthritis Rheum, 64: 2677, 2012)

1997 年改訂基準が国際標準として使われてきた(**表 27**).最近,この基準の欠点を改善するべくあらたな分類基準が提案されている(**表 28**).

●パール22　SLE
硬口蓋　アフタがあれば　1 項目.

シェーグレン症候群(SS) (☞ p154)

シェーグレン症候群の診断基準・分類基準については,日米欧からそれぞれ提案されているほか,最近,日米中印欧共同で症例登録

表29　シェーグレン症候群の改訂診断基準（厚生省研究班，1999）

1. 生検病理組織検査で次のいずれかの陽性所見を認めること
   A. 口唇腺組織 4 mm² 当たり 1 focus（導管周囲に 50 個以上のリンパ球浸潤）以上
   B. 涙腺組織 4 mm² 当たり 1 focus（導管周囲に 50 個以上のリンパ球浸潤）以上
2. 口腔検査で次のいずれかの陽性所見を認めること
   A. 唾液腺造影で stage I（直径 1 mm 未満の小点状陰影）以上の異常所見
   B. 唾液分泌量低下（ガム試験≦10 mL/10 分 またはサクソンテスト≦2 g/2 分）
3. 眼科検査で次のいずれかの陽性所見を認めること
   A. シルマー試験≦5 mm/5 分 かつローズベンガル試験で 3 以上（van Bijsterveld スコア）
   B. シルマー試験≦5 mm/5 分 かつ蛍光色素試験陽性
4. 血清検査で次のいずれかの陽性所見を認めること
   A. 抗 SS-A 抗体
   B. 抗 SS-B 抗体

上記 4 項目のうち，いずれか 2 項目を満たせばシェーグレン症候群と診断する．

のための診断基準が提案されている．

ここではわが国の厚生省研究班の基準を掲載しておく（**表 29**）．

●パール 23　シェーグレン症候群
乾燥感　聞かねば患者は　話さない．

全身性強皮症（全身性硬化症）（SSc）（☞p153）

　全身性強皮症の診断は手指を中心とした皮膚硬化の評価（4 章 p54）に大きく依存している．**表 30** にはアメリカリウマチ学会の分類基準を示すが，抗核抗体とその染色型，抗セントロメア抗体，抗 Scl-70 抗体（＝抗トポイソメラーゼ I 抗体），抗 RNA ポリメラーゼ III 抗体の存在も参考にされる．2013 年に新たな分類基準が米欧合同で publish された（**表 31**）．

血管炎症候群（☞p154）

　血管炎症候群に属する疾患は，手近の書籍の目次を見ただけでも 10 疾患前後はあげられる．ここでは，血管炎症候群がおおよそど

表30 アメリカリウマチ学会の全身性強皮症分類基準

大基準:近位皮膚硬化(手指あるいは足趾よりも近位に及ぶ皮膚硬化)
小基準:1) 手指あるいは足趾に限局する皮膚硬化
　　　　2) 手指尖端の陥凹性瘢痕,あるいは手指の萎縮
　　　　3) 両側性の肺基底部の線維症

以下のいずれかの場合,全身性強皮症と診断する.
- 大基準を満たすとき
- 小基準2項目以上を満たすとき

(Arthritis Rheum, 23: 581, 1980)

表31 全身性強皮症分類基準 (ACR/EULAR, 2013)

項目	項目詳細	点
MCP関節より近位まで分布する両手指の皮膚硬化		9
指の皮膚硬化 (最高点のみカウント)	・浮腫様指 ・指の強指症(MCPより遠位だがPIPより近位)	2 4
指尖病変 (最高点のみカウント)	・指尖潰瘍 ・指尖陥凹性瘢痕	2 3
毛細血管拡張		2
爪郭毛細血管異常		2
肺動脈性高血圧または間質性肺病変(最高2点)	・肺動脈性高血圧 ・間質性肺病変	2 2
レイノー症状		3
全身性強皮症関連自己抗体 (最高3点)	・抗セントロメア抗体 ・抗トポイソメラーゼI抗体(抗Scl-70抗体) ・抗RNAポリメラーゼIII抗体	3

合計9点以上を強皮症確定診断例とする.
(Arthritis Rheum, 65: 2737, 2013/Ann Rheum Dis, 72: 1747, 2013)

のような臨床像を呈するのかを感じていただくために,そのプロトタイプとなった結節性多発動脈炎の診断基準を掲載するにとどめる(**表32**)(他疾患については本書の関連ページを示すことで掲載に代えた).

● パール24　血管炎
生検を　迷ったときは　やるべきだ.(☞ p.11)

表32 結節性多発動脈炎の診断基準〔厚生（労働）省研究班 1998年，2006年改訂〕

Ⅰ. 主要症候
　(1) 発熱（38℃以上が2週間以上）と体重減少（6か月以内に6kg以上）
　(2) 高血圧
　(3) 急速に進行する腎不全，腎梗塞
　(4) 脳出血，脳梗塞
　(5) 心筋梗塞，虚血性心疾患，心膜炎，心不全
　(6) 胸膜炎
　(7) 消化管出血，腸閉塞
　(8) 多発単神経炎
　(9) 皮下結節，皮膚潰瘍，壊疽，紫斑
　(10) 多関節痛・多関節炎，筋痛・筋炎，筋力低下
Ⅱ. 組織所見
　中・小動脈にフィブリノイド壊死性血管炎の存在
Ⅲ. 血管造影所見
　腹部大動脈分枝（特に腎内小動脈）に多発小動脈瘤と狭窄・閉塞

判定基準
- 確実例：主要症候2項目以上と組織所見のある症例
- 疑い例：主要症候2項目以上と血管造影所見のある症例，または主要症候のうち(1)を含む6項目以上

血管炎症候群に分類されるこのほかの疾患の本書における記載

- 顕微鏡的多発血管炎（MPA）（☞ p.154）
- 多発血管炎性肉芽腫症（GPA）（旧名：ウェゲナー肉芽腫症）（☞ p.155）
- 好酸球性多発血管炎性肉芽腫症（EGPA）（旧名：チャーグ-ストラウス症候群）（☞ p.155）
- 高安病（大動脈炎症候群）（☞ p.156）
- 側頭動脈炎（巨細胞性動脈炎）（GCA）（☞ p.156）
- リウマトイド血管炎（RV）（関節リウマチに血管炎を伴った病態）（☞ p.150）
- IgA血管炎（ヘノッホ-シェーンライン紫斑病）（HSP）（☞ p.157）

リウマチ性多発筋痛症（PMR）（☞ p157）

　2012年に米欧のリウマチ学会共同で提案された暫定的な分類基準を掲載する（**表33**）．発熱，炎症反応高値を示し，疾患特異的検

表33 リウマチ性多発筋痛症暫定分類基準（ヨーロッパリウマチ学会・アメリカリウマチ学会，2012年）

以下の3項目が必須
- 50歳以上
- 両肩痛
- CRPまたは血沈の異常

スコアリング

（1）朝のこわばり＞45分	2点
（2）股関節の疼痛または可動域制限	1点
（3）RF陰性または抗CCP抗体陰性	2点
（4）肩・股関節以外の関節痛の欠如	1点

（1）〜（4）で4点以上であればPMRと分類する．

さらに超音波が施行可能な場合は，

（5）少なくとも一側の肩に三角筋下滑液包炎，上腕二頭筋腱鞘炎，肩甲上腕関節滑膜炎のいずれかがみられ，かつ，少なくとも一側の股関節に滑膜炎，転子部滑液包炎のいずれかがみられる場合　　　　　　1点

（6）両側の肩に三角筋下滑液包炎，上腕二頭筋腱鞘炎，肩甲上腕関節滑膜炎のいずれかがみられる場合　　　　　　1点

（1）〜（6）で5点以上であればPMRと分類する．

(Arthritis Rheum, 64: 943, 2012/Ann Rheum, Dis 71: 484, 2012)

表34 多発性筋炎・皮膚筋炎の診断基準

（1）対称性の近位筋力低下
（2）筋原性酵素値上昇
（3）筋電図における筋原性変化
（4）筋生検における炎症細胞浸潤
（5）典型的皮疹*

- 多発性筋炎の診断は（1）〜（4）を満たすものをdefinite，3項目でprobable，2項目でpossibleとする．
- 皮膚筋炎の診断は（5）を必須とし，（1）〜（4）の3項目以上でdefinite，2項目でprobable，1項目でpossibleとする．

*皮膚筋炎の典型的皮疹には上眼瞼の赤紫色浮腫様紅斑（ヘリオトロープ疹），関節伸側の角化性紅斑（ゴットロン徴候）が知られる．

(N Engl J Med, 292: 344, 1975)

査項目のない疾患であるため，診断には感染症の除外を含めた総合的な評価を心がける．

多発性筋炎・皮膚筋炎（PM/DM）

多発性筋炎および皮膚筋炎について，1975 年の Bohan と Peter による診断基準を掲載する（**表 34**）．

混合性結合組織病（MCTD）（☞ p153）

診断基準の構造に，疾患の概念が反映されている．なお，本書では抗 U1-RNP 抗体の検出法についての付記は省略した（**表 35**）．

表 35 混合性結合組織病診断基準（厚生労働省研究班, 2004 年改訂）

概念：全身性エリテマトーデス，強皮症，多発性筋炎などにみられる症状や所見が混在し，血清中に抗 U1-RNP 抗体がみられる疾患である．

Ⅰ．共通所見
　1．レイノー現象
　2．指ないし手背の腫脹
　3．肺高血圧症
Ⅱ．免疫学的所見
　抗 RNP（U1-RNP）抗体陽性
Ⅲ．混合所見
　A．全身性エリテマトーデス様所見
　　1．多発関節炎
　　2．リンパ節腫脹
　　3．顔面紅斑
　　4．心膜炎または胸膜炎
　　5．白血球減少（4,000/μL 以下）または血小板減少（10 万 /μL 以下）
　B．強皮症様所見
　　1．手指に限局した皮膚硬化
　　2．肺線維症，肺拘束性障害（%VC ≦ 80%）または肺拡散能低下（%DLco ≦ 70%）
　　3．食道蠕動低下または拡張
　C．多発性筋炎様所見
　　1．筋力低下
　　2．筋原性酵素（CK）上昇
　　3．筋電図における筋原性異常所見

診断
　1．Ⅰの 1 所見以上が陽性
　2．Ⅱの所見が陽性
　3．ⅢのA, B, C 項のうち，2 項目以上につき，それぞれ 1 所見以上が陽性
以上の 3 項目を満たす場合を混合性結合組織病と診断する．

表36 ベーチェット病の診断基準 (厚生労働省研究班, 2003年改訂)

1. 主要項目
    1) 主症状
        (1) 口腔粘膜の再発性アフタ性潰瘍
        (2) 皮膚症状
            (a) 結節性紅斑様皮疹
            (b) 皮下の血栓性静脈炎
            (c) 毛嚢炎様皮疹, ざ瘡様皮疹
            参考所見:皮膚の被刺激性亢進
        (3) 眼症状
            (a) 虹彩毛様体炎
            (b) 網膜ぶどう膜炎(網脈絡膜炎)
            (c) 以下の所見があれば(a)(b)に準じる
                (a)(b)を経過したと思われる虹彩後癒着, 水晶体上色素沈着, 網脈絡膜萎縮, 視神経萎縮, 併発白内障, 続発緑内障, 眼球癆
        (4) 外陰部潰瘍
    2) 副症状
        (1) 変形や強直を伴わない関節炎
        (2) 副精巣炎
        (3) 回盲部潰瘍で代表される消化器病変
        (4) 血管病変
        (5) 中等度以上の中枢神経病変
    3) 病型診断の基準
        (1) 完全型:経過中に4主症状が出現したもの
        (2) 不全型:
            (a) 経過中に3主症状, あるいは2主症状と2副症状が出現したもの
            (b) 経過中に定型的眼症状とその他の1主症状, あるいは2副症状が出現したもの
        (3) 疑い:主症状の一部が出現するが, 不全型の条件を満たさないもの, および定型的な副症状が反復あるいは増悪するもの
        (4) 特殊病変
            (a) 腸管(型)ベーチェット病—腹痛, 潜血反応の有無を確認する
            (b) 血管(型)ベーチェット病—大動脈, 小動脈, 大小静脈障害の別を確認する
            (c) 神経(型)ベーチェット病—頭痛, 麻痺, 脳脊髄症型, 精神症状などの有無を確認する

〔完全版は研究班HP (http://www-user.yokohama-cu.ac.jp/~behcet/patient/behcet/standerd.html) を参照のこと〕

ベーチェット病 (☞ p156)

主症状を中心に多彩な症状をきたす疾患である．厚生労働省研究班による診断基準は鑑別疾患を含め詳細な記載のある診断基準であるが，本書では簡潔性を優先し，「2. 検査所見」および「3. 参考事項」は割愛した（**表36**）〔完全版は研究班 HP（http://www-user.yokohama-cu.ac.jp/~behcet/patient/behcet/standerd.html）を参照のこと〕.

脊椎関節炎（SpA）(☞ p151)

関節リウマチと同様，脊椎関節炎についても生物学的製剤を含めて有効な治療が行えるようになってきた．MRI により早期病変の検出が可能になったことを反映して作成された ASAS（Assessment of Spondyloarthritis International Society）の分類基準を掲載する．脊椎または仙腸関節に症状のある場合と，末梢関節のみの場合とに対しそれぞれ基準が作成されている（**表37, 38**）．

表37 体軸（脊椎炎，仙腸関節炎）の脊椎関節炎の分類基準
（ASAS，2009 年）

> 腰痛 3 か月以上持続，45 歳未満での発症
> 　仙腸関節炎の画像* + 1 つ以上の特徴[†]
> 　または
> 　HLA-B27 陽性および 2 つ以上の特徴[†]
>
> [†] 脊椎関節炎の特徴
> 　炎症性腰痛，関節炎，踵の付着部炎，ぶどう膜炎，指炎，乾癬，Crohn 病または潰瘍性大腸炎，NSAIDs への反応良好，脊椎関節炎の家族歴，HLA-B27，CRP 高値

*仙腸関節炎の画像所見は MRI または単純 X 線による.

(Ann Rheum Dis, 68: 777, 2009)

表38 末梢症状のみ症例の末梢型脊椎関節炎の ASAS 基準
(ASAS, 2011 年)

関節炎, 付着部炎, または指炎に加えて
(1) 以下のうち1つ以上
　　　ぶどう膜炎
　　　乾癬
　　　Crohn 病または潰瘍性大腸炎
　　　先行感染
　　　HLA-B27
　　　画像上の仙腸関節炎*
または
(2) 以下のうち2つ以上
　　　関節炎
　　　付着部炎
　　　指炎
　　　炎症性腰痛の病歴
　　　脊椎関節炎の家族歴

*仙腸関節炎の画像所見は MRI または単純 X 線による.

(Ann Rheum Dis, 70: 25, 2011)

おわりに

　リウマチ膠原病を専門とされない先生方に，リウマチ膠原病とその患者さんをより身近に感じていただくことを主目的として，いくつかの実験的な試みを含んだ書籍を編んでみました．ほとんどの執筆陣が，主たる業務を専門診療科のある大規模病院で行ってきたスタッフであり，地域の先生方のニーズを汲み切れていない面が多々あることと思われます．また，リウマチ膠原病をご専門とする先生方からも，私どもの浅学を省みぬ暴挙にお叱りをいただくことかとも存じます．皆様のご意見を頂戴できましたら幸いです．

　専門性が高いイメージを抱かれがちのリウマチ膠原病の領域といえども，大規模病院では外来診療の縮小を求められる時代となっております．リウマチ膠原病患者さんの長期療養の最適化を目指す継続可能な医療・地域連携に向けて，今後ともご指導ご鞭撻を賜りますようお願い申し上げます．

著者を代表して　杉井章二，島田浩太

参考文献

1) 三森明夫：膠原病診療ノート第3版．日本医事新報社，2013
2) Firestein GS, Budd RC, Gabriel SE et al (eds)：Kelley's Textbook of Rheumatology, 9th ed. Philadelphia; Elsevier, 2013
3) 清水弘一（編）：標準眼科学第6版．医学書院，1995
4) 大曲貴夫，上田晃弘，藤田宗宏他（編）：免疫不全者の呼吸器感染症．南山堂，2011
5) 橋本博史：全身性エリテマトーデス臨床マニュアル第2版．日本医事新報社，2012
6) 東京女子医科大学附属膠原病リウマチ痛風センター（編）：膠原病・リウマチ診療 第3版．メジカルビュー社，2013
7) Wallace DJ, Hahn BH (eds)：Dubois' Lupus Erythematosus and Related Syndromes, 8th ed. Philadelphia; Elsevier, 2013
8) ウイリアム・サイレン（著），小関一英（監訳）：急性腹症の早期診断．メディカル・サイエンス・インターナショナル，2005
9) Hoffmann GS, Weyand CM, Langford CA et al (eds)：Inflammatory Diseases of Blood Vessels, 2nd ed. Chichester; Wiley-Blackwell, 2012
10) Ball GV, Bridges SL Jr (ed)：Vasculitis, 2nd ed. Oxford; Oxford University Press, 2008
11) UpToDate（http://www.uptodate.com/）
12) 日本MDHAQ/RAPID3研究会ホームページ（http://mdhaq.jimdo.com/）
13) 日本呼吸器学会呼吸器感染症に関するガイドライン作成委員会（編）：成人市中肺炎診療ガイドライン．日本呼吸器学会，2007
14) 伊藤正男，井村裕夫，高久史麿（編）：医学大辞典（第1版）．医学書院，2003
15) 住田孝之(編)：EXPERT 膠原病・リウマチ 改訂第3版．診断と治療社，2013
16) 村島温子：関節リウマチ患者における妊娠時の注意点は？ 分子リウマチ治療，6：1，2013
17) 森山繭子，村川洋子：膠原病患者における妊娠時の諸問題を探る．分子リウマチ治療，6：4，2013
18) 伊東宏晃：抗SS-A抗体，抗SS-B抗体陽性症例にはどう対応すべきか？ 分子リウマチ治療，6：9，2013
19) 田中菜穂子，川合眞一：関節リウマチ，膠原病の妊娠時にはどのような薬剤が使用できるか？ 分子リウマチ治療，6：15，2013
20) 田中敏博：膠原病患者における授乳はどう考えるべきか？ 分子リウマチ治療，6：20，2013
21) 川名誠司，陳科榮：皮膚血管炎．医学書院，2013
22) ACR ad hoc committee on neuropsychiatric lupus nomenclature：The American college of rheumatology nomenclature and case definitions for neuropsychiatric lupus syndromes. Arthritis Rheum, 42:

599, 1999
23) 渡邊雅彦：高血圧性脳症．医学と薬学，68：211，2012
24) 髙崎芳成：I．新しい検査の意義と使い方1　抗核抗体．日内会誌，96：2124，2007
25) 菊地弘敏：神経Behçet病―病型分類と治療法―．Medical Practice, 28: 1233, 2011
26) 篠原もえ子，山田正仁：認知症の診断学．総合臨牀，60：1797，2011
27) Rosenbaum RB, Campbell SM, Rosenbaum JT: Clinical Neurology of Rheumatic Diseases. Boston; Butterworth-Heinemann, 1996
28) 日本リウマチ学会MTX診療ガイドライン策定小委員会（編）：関節リウマチ治療におけるメトトレキサート（MTX）診療ガイドライン2011年版．羊土社，2011
29) 田中和豊：問題解決型救急初期診療．医学書院，2003
30) 葛西　猛（監）：亀田総合病院KAMEDA-ERマニュアル．診断と治療社，2008
31) 御手洗哲也，清水泰輔，稲村めぐみ他：妊娠高血圧症候群の診断と治療．総合臨牀，60：1431，2011
32) Bartynski WS: Posterior reversible encephalopathy syndrome, Part 1: Fundamental imaging and clinical features. Am J Neuroradiol, 29: 1036, 2008
33) 大滝純司（監）：不明熱を減らすための外来発熱診療ガイド―症候別の診かた・考えかた―．丸善出版，2012
34) 米川　智，吉良潤一：肥厚性硬膜炎の疾患概念と最近の分類．神経内科，76：415，2012
35) van Assen S, Agmon-Levin N, Elkayam O et al: EULAR recommendations for vaccination in adult patients with autoimmune inflammatory rheumatic diseases. Ann Rheum Dis, 70: 414, 2011
36) Singh JA, Furst DE, Bharat A et al: 2012 update of the 2008 American College of Rheumatology recommendations for the use of disease-modifying antirheumatic drugs and biologic agents in the treatment of rheumatoid arthritis. Arthritis Care Res, 64: 625, 2012
37) 医薬品医療機器総合機構（PMDA）HP内の医療用医薬品の添付文書情報（http://www.info.pmda.go.jp/psearch/html/menu_tenpu_base.html）
38) Roberts-Thomson PJ, Jackson MW, Gordon TP: A seminal monograph: Mackay and Burnet's autoimmune diseases. Med J Aust, 196: 74, 2012
39) 越智隆弘：慢性関節リウマチ診療の現況．外科治療，80：597，1999
40) クリニックマガジン編集部：進歩めざましい難病治療を専門医の視点で普及．クリニックマガジン，30：50，2003
41) 川野充弘，中島昭勝，杉本和則他：関節リウマチ治療薬の問題点（2）．Medicament News, 1866: 18, 2006
42) 金物壽久：関節リウマチの最新薬物治療と病診連携．Medicament

43) 村澤　章：地域における RA 医療連携. 関節外科, 27：98, 2008
44) 山崎　秀：関節リウマチの長期管理. 日本医事新報, 4418：41-45, 2008
45) 藤原弘士：リウマチ診療の病診連携. 総合臨牀, 57：2903, 2008
46) 簑田清次：病診連携のあるべき姿. Modern Physician, 30(8)：1103-1106, 2010
47) 小川法良：関節リウマチの病診連携のすすめかた. Medical Practice, 27(12)：2073-2078, 2010
48) Petri M, Orbai AM, Alarcón GS et al: Derivation and validation of the Systemic Lupus International Collaborating Clinics classification criteria for systemic lupus erythematosus. Arthritis Rheum, 64: 2677, 2012
49) Tan EM, Cohen AS, Fries JF et al: The 1982 revised criteria for the classification of systemic lupus erythematosus. Arthritis Rheum, 25: 1271, 1982
50) Hochberg MC: Updating the American College of Rheumatology revised criteria for the classification of systemic lupus erythematosus. Arthritis Rheum, 40: 1725, 1997（letter）
51) 永田和宏, 宮坂昌之, 宮坂信之他（編）：分子生物学・免疫学キーワード辞典（第 2 版）. 医学書院, 2003
52) 日本リウマチ学会生涯教育委員会・日本リウマチ財団教育研修委員会（編）：リウマチ病学テキスト. 診断と治療社, 2010
53) van der Heijde D, Sieper J, Maksymowych WP et al: 2010 Update of the international ASAS recommendations for the use of anti-TNF agents in patients with axial spondyloarthritis. Ann Rheum Dis, 70: 905-908, 2011
54) 東京都福祉保健局 HP（http://www.fukushihoken.metro.tokyo.jp/joho/soshiki/hoken/iryojyosei/oshirase/osirase01.html）
55) 難病情報センター HP（http://www.nanbyou.or.jp/entry/1725）
56) 三森経世（編）：リウマチ・膠原病内科クリニカルスタンダード. 文光堂, 2010
57) 日本リウマチ学会：全例市販後調査のためのトファシチニブ使用ガイドライン.（http://www.ryumachi-jp.com/info/guideline_tofacitinib_130524.html）
58) 大田明英：血清フェリチン. 日内会誌, 92：1977, 2003
59) 清水　宏：あたらしい皮膚科学（第 2 版）. 中山書店, 2011
60) 針谷正祥：ACR/EULAR による関節リウマチの 2010 分類基準. 日内会誌, 101：2851, 2012
61) 真茅孝志他：パルスオキシメータに関するマニキュアの影響. 医科器械学, 200：75, 704-705
62) 日本泌尿器科学会 HP 用語集〔http://www.urol.or.jp/other/glossary.html（2013 年 12 月 16 日アクセス）〕
63) 福井次矢・黒川　清（監訳）：ハリソン内科学 第 4 版（原著第 18 版）. メディカル・サイエンス・インターナショナル, 2013

索引

●欧文索引

A
ABT	99
ACPA	142
ADA	98
ADL	46
ALP	10
―高値	19
ANA	142
ANCA	143
―関連血管炎	154
AOSD	9
APS	80
―による流産	80
AS	152
ASAS 基準	
末梢型脊椎関節炎の―	173

B
Buc	103
BUC	103

C
CDAI	52
CM	38
CMV	65
CPA	89
CYC	89
CZP	101

D
DAS28	51
DAS28-CRP	51
DIP	38
DM	56
DMARDs	134
D-Pc	104

E
eRVSP	66
ETA	97
ETN	97

G
GCA	28
GLM	100
GPA	28
GST	104

H
HSP	157

I
IFX	96
IgA 血管炎	157
IL-12/23p40 モノクローナル抗体	
ヒト型抗ヒト―	95
INH	111
IVIG	107

L
LCAP	108

M
MCP	37
MCTD	30, 57
MMP-3	19
―陽性	19
MPA	28
MRA	150
MTP	163
MTX	88

N
NSAID	22

P
PCP	64
PIP	38
PM	56
PMR	9, 56
PN	28
PRES	74
PsA	152

Q
QOL	46

R
RA	9

RAPID3	53
RPLS	74
RF	142
ROM	46
RP	157
RS3PE 症候群	158
RTX	101
RV	150
RVSP	66

S

SAPHO 症候群	151
SASP	103
SDAI	52
S-K	38
SLE	9
—の SLICC 分類基準	165
—分類基準	164
SMX/TMP	109
SpA	30, 57, 151
SS	26, 53
SSc	54
SSZ	103
ST 合剤の用量	65

T

TAA	43
TCZ	98
TEA	39
THA	41
TIA	13
TKA	42
TMA	71
TOF	102
TSA	40
TTP	71

●和文索引

あ

悪性関節リウマチ	150
アクタリット	105
アクテムラ®	98, 99
アザチオプリン	90
アザニン®	90
アザルフィジン EN®	103
アダリムマブ	98
アナフィラキシー	96
アバタセプト	99, 100
アラバ®	94

い

イグラチモド	106
意識障害の鑑別診断	69
イスコチン®	111
イソニアジド	111
イムラン®	90
医療費助成制度	139
医療費の公費負担	139
インフリキシマブ	96

う

ウェゲナー肉芽腫症	155

え

エタネルセプト	97
炎症性腸疾患に伴う関節炎	151
炎症性腸疾患に伴う脊椎関節炎	31
エンドキサン®	89
エンドキサン®パルス療法	90
エンブレル®	97

お

オークル®	105
オーラノフィン	105
オレンシア®	99, 100

か

顎跛行	10
下腿潰瘍	75
カルフェニール®	106
眼瞼裂狭小化	62
間質性肺炎	63
眼症状	60

関節液中の結晶	12	血管炎症候群	27, 56, 154, 166
関節液のグラム染色	11	血管症状	
関節炎		若い女性の—	67
移動性—	12	血球貪食症候群	11
関節形成術		結晶	
手関節—	38	関節液中の—	12
関節固定		血清フェリチン	10
手指—	38	結節性紅斑	16
関節固定術		結節性多発動脈炎	28, 155
手関節—	38	—の診断基準	168
関節腫脹	6	血栓性血小板減少性紫斑病	71
関節痛	6	血栓性微小血管障害	71
関節リウマチ	22, 50, 150, 162	血中濃度	92
高齢発症—	9	献血ヴェノグロブリンIH®	107
—の病勢	50	献血ベニロン-I®	107
—の薬物療法	22	顕微鏡的多発血管炎	28, 154

こ

—分類基準	163	抗核抗体	142
乾癬	17	—が陽性となる膠原病	142
乾癬性関節炎	30, 152	—の染色型と特異抗体	143
乾燥性角結膜炎	61	—陽性	19

き

菊池病	10	抗ガラクトース欠損IgG抗体	142
偽性腸閉塞	68	高血圧性脳症	73
偽痛風	158	膠原病	
急速投与時反応	96	古典的—	2
強皮症	27, 54, 153, 166	抗好中球細胞質抗体	143
—分類基準	167	—の分類と対応疾患	144
強膜		好酸球性多発血管炎性肉芽腫症	
暗赤色の—	61		155
強膜炎	61	抗CCP抗体	142
金チオリンゴ酸ナトリウム	104	強直性脊椎炎	30, 152
筋痛	7	紅斑	17
筋力低下	7	角化性—	16

く

グラム染色		顔面の—	16
関節液の—	11	結節性—	16
		爪囲—	17

け

		露光部の—	16
ケアラム®	106	公費負担	
経口分子標的薬	102	医療費の—	139
痙攣	73	抗リウマチ薬	103
血液浄化療法	107	免疫抑制を伴わない—	103
結核スクリーニング		抗リン脂質抗体症候群	159
生物学的製剤開始前の—	137	呼吸器症状	62

呼吸困難		手指—	37
急性〜亜急性の—	64	人工骨頭置換術	34
ゴリムマブ	100	心伝導障害	
コルベット®	106	胎児—	79
混合性結合組織病	30, 57, 153, 170	シンポニー®	100
—診断基準	170	**す**	
さ		髄膜炎	
細菌性肺炎	62	薬剤性—	72
サイトメガロウイルス肺炎	65	巣症状	73
再発性多発軟骨炎	157	頭痛	72
サラゾスルファピリジン	103	一次性—	72
サルコイドーシス	159	二次性—	72
し		薬剤性—	73
シェーグレン症候群	26, 53, 154, 165	頭痛＋発熱	71
		ステロイド	86
—の改訂診断基準	166	大量—	26, 28
シオゾール®	104	—の周術期の扱い	37
シクロスポリン	91	ステロイドパルス療法	87
シクロホスファミド	89	スルファサラジン	103
—点滴静注	90	スルファメトキサゾール	109
指趾虚血（潰瘍，壊死）	76	**せ**	
市中肺炎	62	生検	
—の起因菌	62	側頭動脈—	10
しびれ		成人発症スティル病	31, 160
関節リウマチにおける	17	精巣炎	69
シムジア®	101	生物学的偽陽性	
周術期の扱い		梅毒血清反応の—	80
ステロイドの—	37	生物学的製剤	94
周術期の服薬中止		脊椎関節炎	30, 57, 151, 172
抗リウマチ薬・免疫抑制薬 の—	36	脊椎関節炎の分類基準	172
		体軸（脊椎炎，仙腸関節炎） の—	172
生物学的製剤・経口分子標的 薬の—	36		
		セルトリズマブ ペゴル	101
手術		ゼルヤンツ®	102
リウマチ外科—	34	潜在性結核	
腫瘍随伴症候群	10	—のスクリーニング	25
上強膜炎	61	全身性エリテマトーデス	25, 53, 152, 164
神経ベーチェット病	72		
人工関節		全身性硬化症	153
手関節—	38	喘息	67
—の寿命	34	前部虚血性視神経症	61
人工関節置換術	34	**そ**	
		爪上皮出血点	17

ソーセージ様腫脹	
手指の—	16
側頭動脈炎	28, 156
側頭動脈生検	10

た
胎児心伝導障害	79
大腿骨頭壊死	76
大動脈炎症候群	28, 156
高安病	28, 156
多関節炎	
—と発熱	14
タクロリムス	92
多発筋炎	153
多発血管炎性肉芽腫症	155
多発性筋炎	29, 56, 153, 170
多発性筋炎・皮膚筋炎	
—の診断基準	170
多発血管炎性肉芽腫症	28

ち
チャーグ-ストラウス症候群	155
中耳炎	
高齢者の—	11
中枢神経症状	69
中枢神経ループス	70
腸炎	68
ループス—	68
腸管型ベーチェット病	95
腸管血管炎	68

つ
痛風	158
ツベルクリン反応	
—強陽性の一例	112

て
添付文書	
すべての薬剤の—	85

と
糖質コルチコイド	86
投与時反応	96
トシリズマブ	98, 99
トファシチニブ	102
トリメトプリム	109

に
ニューモシスチス肺炎	63, 64, 110
妊娠が判明したら	81
認知機能低下	74

ね
ネオーラル®	91

は
肺炎	
間質性—	63
市中—	62
特殊病態下の—	63
ニューモシスチス—	63, 64, 110
薬剤性—	65
肺高血圧症	66
梅毒血清反応	
—の生物学的偽陽性	80
バクタ®	109
白血球除去療法	108
発熱	8
—と多関節炎	14
パルボウイルス	
—感染症	8, 14
—関連関節炎	6
反応性関節炎	31, 152

ひ
肥厚性硬膜炎	72
皮疹	
発熱時に出現する—	58
ヒト型抗ヒトIL-12/23p40モノクローナル抗体	95
皮膚筋炎	29, 56, 153, 170
皮膚症状	16, 74
びまん性肺胞出血	67
ヒュミラ®	98
病診連携	132
キャッチボール型—	133
併診型—	134
要時診療所受診型—	136
要時病院受診型—	132
日和見感染対策	109
ピロリン酸カルシウム結晶沈着症	158

ふ

フェリチン	
血清—	10
フォリアミン®	108
腹部症状	68
ブシラミン	103
ぶどう膜炎	60
不明熱	9
古典的—	9
プレディニン®	93
プレドニゾロン	86
プログラフ®	92

へ

ベーチェット病	30, 57, 156, 172
腸管型—	95
—の診断基準	171
—のぶどう膜炎	95, 96
ペナンバックス®	110
ヘノッホ-シェーンライン紫斑病	157
ペンタミジン	110

ほ

膀胱炎	
無菌性，間質性—	68
ループス—	68

ま

末梢型脊椎関節炎の ASAS 基準	173
末梢神経症状	17

み

ミゾリビン	93

む

無腐性骨壊死	76

め

メソトレキセート®	88
メタルカプターゼ®	104
メチルプレドニゾロン	86
メトトレキサート	88

メトレート®	88
免疫吸着療法	107
免疫グロブリン大量療法	107
免疫抑制性抗リウマチ薬	88
免疫抑制薬	88

も

モーバー®	105

や

薬剤性肺炎	65

よ

葉酸	108
腰痛	18

り

リウマチ外科手術	34
リウマチ性多発筋痛症	28, 56, 157, 168, 170
—暫定分類基準	169
リウマチ熱	160
リウマトイド因子	142
—陽性	18
リウマトイド血管炎	150, 157
リウマトイド結節	75
リウマトレックス®	88
リツキサン®	101
リツキシマブ	101
リドーラ®	105
リマチル®	103
流産	
APS による—	80

る

ループス腸炎	68
ループス膀胱炎	68

れ

レイノー症状	76
レフルノミド	94
レミケード®	96

ろ

ロベンザリット	106

略語一覧

AAV	ANCA-associated vasculitis
ABT	abatacept
ACPA	anticitrullinated peptide/protein antibodies
ACR	American College of Rheumatology
ADA	adalimumab
ADL	activities of daily living
ALP	alkaline phosphatase
AN	aseptic necrosis
ANA	antinuclear antibody
ANCA	antineutrophil cytoplasmic antibody
AOSD	adult-onset Still's disease
APS	antiphospholipid antibody syndrome
AS	ankylosing spondylitis
ASAS	Assessment of Spondyloarthritis International Society
ASO	antistreptolysin O
AZA	azathioprine
AZP	azathioprine
BASDAI	Bath ankylosing spondylitis disease activity index
BUC	bucillamine
Buc	bucillamine
CCP	cyclic citrulinated peptide
CDAI	clinical disease activity index
CM	carpometacarpal
CMV	cytomegalovirus
CPA	cyclophosphamide
CPPD	calcium pyrophosphate dihydrate/calcium pyrophosphate deposition
CRP	C-reactive protein
CsA	cyclosporine A/cicrosporine A
CSS	Churg-Strauss syndrome
CTLA4	cytotoxic T lymphocyte associated antigen-4
CyA	cyclosporine A
CYC	cyclophosphamide

CZP	certolizumab pegol
DAS28	disease activity score 28
DIP	distal interphalangeal
DM	dermatomyositis
DMARDs	disease-modifying antirheumatic drugs
D-Pc	D-penicillamine
dsDNA	double-stranded DNA
EGPA	eosinophilic granulomatosis with polyangiitis
eRVSP	estimated right ventricular systolic pressure
ESR	erythrocyte sedimentation rate
ETA	etanercept
ETN	etanercept
EULAR	The European League Against Rheumatism
FIM	functional independence measure
FUO	fever of unknown origin
GCA	giant cell arteritis
GLM	golimumab
GPA	granulomatosis with polyangiitis
GST	gold sodium thiomalate
HSP	Henoch-Schönlein purpura
IFX	infliximab
Ig	immunogulobulin
INH	isoniazid
IP	interphalangeal
ISN/RPS	International Society of Nephrology/Renal Pathology Society
IVCY	intravenous cyclophosphamide
IVIG	intravenous immunoglobulin
JIA	juvenile inflammatory arthritis
LCAP	leukocytapheresis
LEF	leflunomide
MCP	metacarpophalangeal
MCTD	mixed connective tissue disease
MMP-3	matrix metalloproteinase-3
MPA	microscopic polyangiitis
MPO-ANCA	myeloperoxydase-antineutrophil cytoplasmic antibody
mPSL	methylprednisolone

MRA	malignant rheumatoid arthritis
MTP	metatarsophalangeal
MTX	methotrexate
MZB	mizoribine
MZR	mizoribine
NSAID	nonsteroidal antiinflammatory drug
PCP	Pneumocystis pneumonia
PIP	proxymal interphalangeal
PM	polymyositis
PMR	polymyalgia rheumatica
PMR	polymyalgia rheumatica
PN	polyarteritis nodosa
PR3-ANCA	proteinase-3-antineutrophil cytoplasmic antibody
PRES	posterior reversible encephalopathy syndrome
PsA	psoriatic arthritis
PSL	prednisolone
QOL	quality of life
RA	rheumatoid arthritis
RAPID3	routine assessment of patient index data 3
ReA	reactive arthritis
RF	rheumatoid factor
RNP	ribonucleoprotein
ROM	range of motion
RP	relapsing polychondritis
RPLS	reversible posterior leukoencephalopathy syndrome
RS3PE	remitting symmetrical synovitis with pitting edema
RTX	rituximab
RV	rheumatoid vasculitis
RVSP	right ventricular systolic pressure
SAPHO	synovitis, acnes, pustulosis, hyperostosis, and osteitis
SASP	salazosulfapyridine
SDAI	simplified disease activity index
S-K	Sauvé-Kapandji
SLE	systemic lupus erythematosus

SLICC	Systemic Lupus International Collaborating Clinics group
SMX/TMP	sulfamethoxazole/trimethoprim
SpA	spondyloarthritis
SS	Sjögren's syndrome
SSc	systemic sclerosis
SSZ	sulfasalazine
TAA	total ankle arthroplasty
TAC	tacrolimus
TCZ	tocilizumab
TEA	total elbow arthroplasty
THA	total hip arthroplasty
TIA	transient ischemic attack
TKA	total knee arthroplasty
TMA	thrombotic microangiopathy
TOF	tofacitinib
TSA	total shoulder arthroplasty
TTP	thrombotic thrombocytopenic purpura
WG	Wegener's granulomatosis

病診連携 リウマチ膠原病診療 ポケットマニュアル

2015年2月25日　初版第1刷発行 ©　　〔検印省略〕

編　著	杉井章二・島田浩太
発行者	平田　直
発行所	株式会社 中山書店 〒113-8666 東京都文京区白山 1-25-14 TEL 03-3813-1100（代表）　振替 00130-5-196565 http://www.nakayamashoten.co.jp/
DTP	有限会社 学芸社
印刷・製本	三松堂株式会社

Published by Nakayama Shoten Co., Ltd.　　　　Printed in Japan
ISBN 978-4-521-74093-5
落丁・乱丁の場合はお取り替え致します.

本書の複製権・上映権・譲渡権・公衆送信権（送信可能化権を含む）は株式会社中山書店が保有します.
JCOPY〈(社) 出版者著作権管理機構委託出版物〉
本書の無断複写は著作権法上での例外を除き禁じられています．複写される場合は，そのつど事前に，(社) 出版者著作権管理機構（電話 03-3513-6969, FAX 03-3513-6979, e-mail:info@jcopy.or.jp）の許諾を得てください．

本書をスキャン・デジタルデータ化するなどの複製を無許諾で行う行為は，著作権法上での限られた例外（「私的使用のための複製」など）を除き著作権法違反となります．なお，大学・病院・企業などにおいて，内部的に業務上使用する目的で上記の行為を行うことは，私的使用には該当せず違法です．
また私的使用のためであっても，代行業者等の第三者に依頼して使用する本人以外の者が上記の行為を行うことは違法です．